DE L'INFLUENCE

DE

L'ATTITUDE DES MEMBRES

SUR LEURS ARTICULATIONS

au point de vue

PHYSIOLOGIQUE, CLINIQUE ET THÉRAPEUTIQUE

PUBLICATIONS DU MÊME AUTEUR.

1. **Développement et structure intime du tubercule.** (*Montpellier médical*, juillet 1863.)

2. **Kyste développé dans la gaîne tendineuse du biceps crural.** — Observations, réflexions et analyse du liquide. (En commun avec M. Saintpierre.) (*Montpellier médical*, octobre 1863.)

3. **Sycosis parasitaire.** — Observation et réflexions. — **Nouveau traitement par la créosote.** (*Montpellier médical*, novembre 1864.)

4. **De la cicatrisation dans les différents tissus.** (Thèse inaugurale, 1866.)

5. **Des types de la circulation dans la série animale et aux divers âges de la vie embryonnaire.** 1866.

6. **De la cicatrisation et des cicatrices.** (Mémoire lu au congrès scientifique de France, *Section des Sciences médicales*, décembre 1868.)

7. **Étude chirurgicale de l'étranglement.** (Montpellier, 1869.)

8. **Étude anatomique et physiologique des organes de l'audition et du sens de l'ouïe.** (Montpellier, 1869.)

9. **Vernet-les-Bains et les eaux sulfureuses des thermes Mercader,** topographie de la vallée de Vernet; sa faune et sa flore. — **Effets physiologiques de l'eau minérale, ses différentes applications thérapeutiques.** (Montpellier, 1870.)

10. **Étude médico-légale à propos d'un cas de fracture du crâne par un coup de bâton sur le vertex.** (En commun avec M. Saintpierre.) (*Annales d'hygiène et de médecine légale*, tom. XXXVII, 1872.)

11. **De l'influence des attitudes des membres sur leurs articulations au point de vue physiologique** (1re partie).

SOUS PRESSE :

De l'influence des attitudes des membres sur leurs articulations, au point de vue clinique et thérapeutique.

MONTPELLIER. — TYPOGRAPHIE BOEHM ET FILS.

DE L'INFLUENCE

DE

L'ATTITUDE DES MEMBRES

SUR LEURS ARTICULATIONS

AU POINT DE VUE

PHYSIOLOGIQUE, CLINIQUE ET THÉRAPEUTIQUE

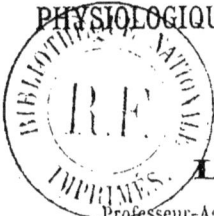

PAR

Le Dʳ E. MASSE

Professeur-Agrégé à la Faculté de médecine de Montpellier,
Chef des Travaux anatomiques, Lauréat de la Faculté, Ancien Chef de clinique chirurgicale,
Vice-Président de la Société de médecine et de chirurgie pratiques,
Ancien Vice-Président de la Société médicale d'Émulation,
Membre correspondant de la Société anatomique de Paris.

1ᵉʳ Fascicule, avec 9 Planches.

PARIS

ADRIEN DELAHAYE, LIBRAIRE-ÉDITEUR

Place de l'École-de-Médecine

MONTPELLIER

C. COULET, LIBRAIRE-ÉDITEUR

LIBRAIRE DE LA FACULTÉ DE MÉDECINE, DE L'ACADÉMIE DES SCIENCES ET LETTRES
ET DE LA SOCIÉTÉ DES BIBLIOPHILES LANGUEDOCIENS
GRAND'RUE, 5

1875

RECHERCHES EXPÉRIMENTALES

SUR

LES VARIATIONS DE CAPACITÉ DES ARTICULATIONS

DANS LES DIFFÉRENTES ATTITUDES DES MEMBRES.

Jules Guérin, en 1840, communiqua à l'Académie des sciences un Mémoire sur l'intervention de la pression atmosphérique dans le mécanisme des exhalations séreuses. Il démontra que dans les mouvements les synoviales présentent des espaces qui n'existent pas au repos, un agrandissement des espaces déjà existants. L'auteur faisait exécuter différents mouvements aux articulations, après avoir fait pénétrer dans la cavité de la synoviale une des branches d'un tube recourbé analogue au tube de Welther.

Ce tube était une espèce de tube en U, contenant un liquide coloré. Sur une des branches de ce tube s'exerçait librement la pression atmosphérique, l'autre pénétrait dans l'articulation. Le niveau du liquide se trouvait sur la même ligne dans les branches à moitié de leur hauteur, pour permettre des oscillations à la colonne du liquide au moment de l'introduction du tube dans la synoviale. En faisant exécuter des mouvements, le niveau du liquide variait, s'abaissant dans la branche en rapport avec l'atmosphère, s'élevant dans celle qui avait été mise en communication avec la synoviale; l'équilibre était donc rompu entre la pression extérieure et la pression intérieure. L'auteur en conclut qu'il s'est produit, au sein de l'articulation en expérience, une tendance au vide.

Jules Guérin démontrait ainsi par l'expérience l'ampliation extemporanée des cavités des synoviales pendant la plupart des mouvements.

Il attribuait l'accroissement de capacité de l'articulation aux changements de rapports des plans des surfaces articulaires à la

2

tensiondes parois ligamenteuses et musculaires des articulations, par suite de l'écartement de leurs points d'insertion.

Dans la même année, en novembre 1840, parut, dans la *Gazette médicale*, un Mémoire très-remarquable de Bonnet, « sur les positions des membres dans les maladies articulaires considérées sous le rapport de leurs causes, de leurs effets et de leurs applications thérapeutiques ». Un chapitre de ce travail est consacré à étudier l'influence que l'accumulation des liquides dans les cavités articulaires exerce sur la position des membres.

L'auteur y montre comment il fut amené, un peu par hasard, à pratiquer des injections forcées dans les synoviales.

Il cherchait à étudier, après avoir injecté de l'eau dans une articulation du genou, certains obstacles à la perception du phénomène de la fluctuation dans les articulations. Le cadavre sur lequel il faisait l'expérience avait eu la jambe amputée. En pratiquant l'injection dans la synoviale, l'auteur vit avec étonnement, dit-il, le genou se fléchir si tôt que la synoviale fut distendue, et cette flexion augmenter à mesure qu'il poussait le liquide avec force ; ce fut là le point de départ d'une série de recherches sur le rôle qu'exerce l'accumulation des liquides dans les cavités articulaires sur la position des membres. Expérimentant une à une sur les principales articulations, il constata que l'accumulation forcée d'un liquide dans les articulations donne aux os qui les forment des rapports qui sont toujours les mêmes, quelle que soit la position des membres avant l'injection.

Il affirmait en outre que cette position est celle où la cavité articulaire est la plus spacieuse, parce que dans une articulation ainsi injectée et arrivée à la position fixe que lui donne l'injection forcée, il est impossible de faire exécuter aucun mouvement sans qu'une partie du liquide ne soit repoussée de l'articulation.

Pour contrôler par un autre procédé d'expérimentation les résultats de l'injection forcée, Bonnet eut recours à un moyen déjà employé par Guérin, en le modifiant. Il injectait fortement avec de l'eau la synoviale; puis, substituant à la seringue un tube de verre, de 30 à 50 centim. de long, il s'assurait par ce moyen qu'il était impossible de faire exécuter un mouvement quelconque au genou, par exemple, placé dans la demi-flexion par l'injection forcée, sans que le liquide ne remonte dans le tube. Pour la cuisse, après avoir amené par l'injection forcée l'articulation coxo-fémorale dans l'abduction et la flexion, il adaptait son tube et constatait que tout mouvement qui écartait la cuisse de cette position faisait remonter le liquide dans le tube, diminuant par conséquent la capacité de l'articulation.

Il conclut donc que tous les résultats donnés par l'injection forcée étaient du même coup contrôlés par ces deux expériences, et qu'il suffisait de rechercher les résultats de l'injection forcée pour connaître la position dans laquelle la cavité articulaire est la plus spacieuse.

Nous verrons, dans le cours de ce travail, que l'injection forcée donne des résultats quelquefois inexacts, quand il s'agit d'apprécier les variations de capacité de la synoviale dans les différents mouvements, en l'absence d'une distension forcée.

Le procédé que j'ai employé se rapproche beaucoup de celui que Bonnet a employé, sous l'inspiration de Guérin; j'indiquerai plus tard les modifications que j'ai apportées à ce procédé, et les résultats que j'ai obtenus.

Le Dr Albert (Privat-Docent à l'Université de Vienne), a publié, au mois de janvier 1873, une série de recherches intéressantes; son travail à pour titre : « De la capacité des jointures dans leurs attitudes variées». Il a paru dans l'*Année Médicale*, rédigée par Stricker[1].

Le travail d'Albert a pour but d'établir par des expériences à quelle pression un épanchement articulaire peut être soumis dans une articulation dans les différents mouvements.

L'auteur conclut de la variation de pression intra-articulaire à la variation de capacité de l'article.

Les chiffres qui expriment les variations de pression sont notés avec soin à chaque variation d'angle de 10° en 10° en deçà et au-delà de la position de Bonnet, comme point de départ. Les

---

[1] *Medizinische Jahrbucher herausgegeben von den K. K. Gesellschaft des Arzte*, redigerit von S. Stricker, Jahrgang 1873, III Heft.

résultats obtenus ont servi à l'auteur à tracer des courbes graphiques dans lesquelles les abscisses représentent les degrés et les ordonnées correspondant à des hauteurs lues sur le manomètre.

Voici comment Albert institue ses expériences: Il fait une ouverture à l'un des deux os de l'articulation, à l'aide d'un foret ; puis il introduit dans cette ouverture la branche verticale d'une canule métallique en **T**; les deux autres branches de cette canule sont mises en communication à l'aide de tubes en caoutchouc, d'un côté avec une seringue, de l'autre avec un manomètre.

Il est facile d'interrompre, à l'aide de pinces, la communication de l'articulation, soit avec la seringue soit avec le manomètre.

Le liquide que l'on injecte est une solution à 1/2 pour cent de chlorure de sodium. On commence par nettoyer l'articulation, on chasse les bulles d'air qu'elle peut contenir.

Cela fait, on commence par injecter l'articulation avec force, après avoir préalablement interrompu la communication de l'articulation avec le manomètre.

L'injection forcée place l'articulation dans la position dite de Bonnet. Le résultat obtenu, on isole l'articulation de la seringue en serrant avec des pinces le tube en caoutchouc entre l'articulation et la seringue, et l'on ouvre la communication entre l'articulation et le manomètre; le liquide du manomètre s'élève à une certaine hauteur que l'on note avec soin : cette hauteur sert de base pour les recherches ultérieures; elle correspond au minimum de pression et au maximum de capacité de l'articulation. Si l'on modifie alors la position du membre en le portant, soit dans la flexion, soit dans l'extension, en ayant soin de noter de 10 en 10 degrés les pressions obtenues au manomètre, on voit la colonne de liquide dans le manomètre s'élever proportionnellement aux variations angulaires ; ce sont ces rapports qu'expriment les courbes graphiques. Les variations en deçà et au-delà de la position de Bonnet s'accompagnent toujours de diminution de capacité de l'articulation, mais cette variation est plus ou moins rapide suivant les conditions variables que déterminent les diverses attitudes des membres. C'est ce qu'expriment

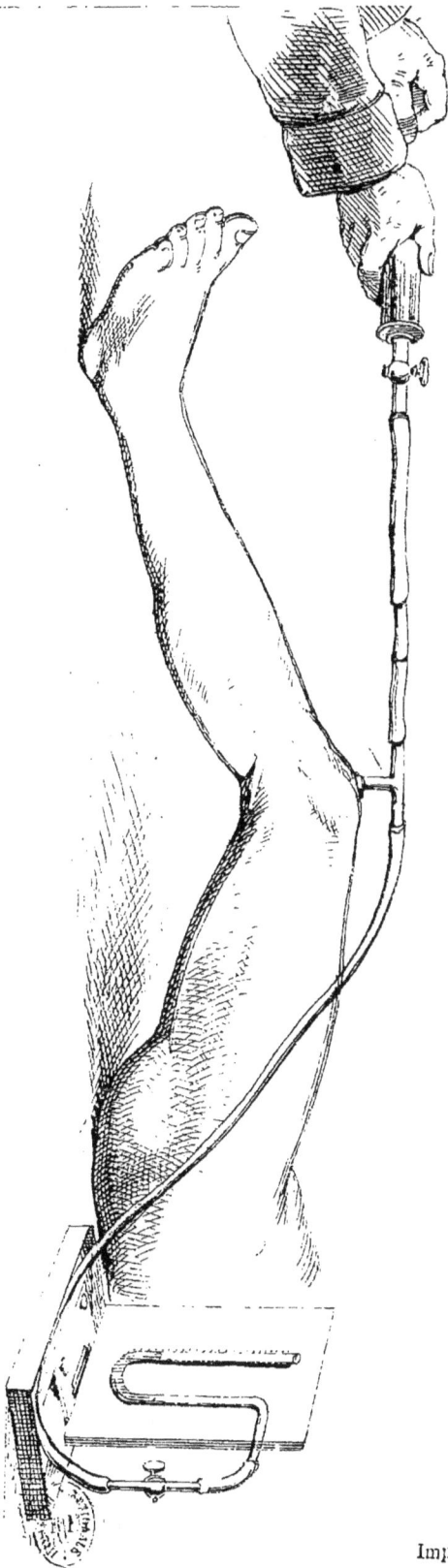

Pl.1

Impr. Dejey & Cie

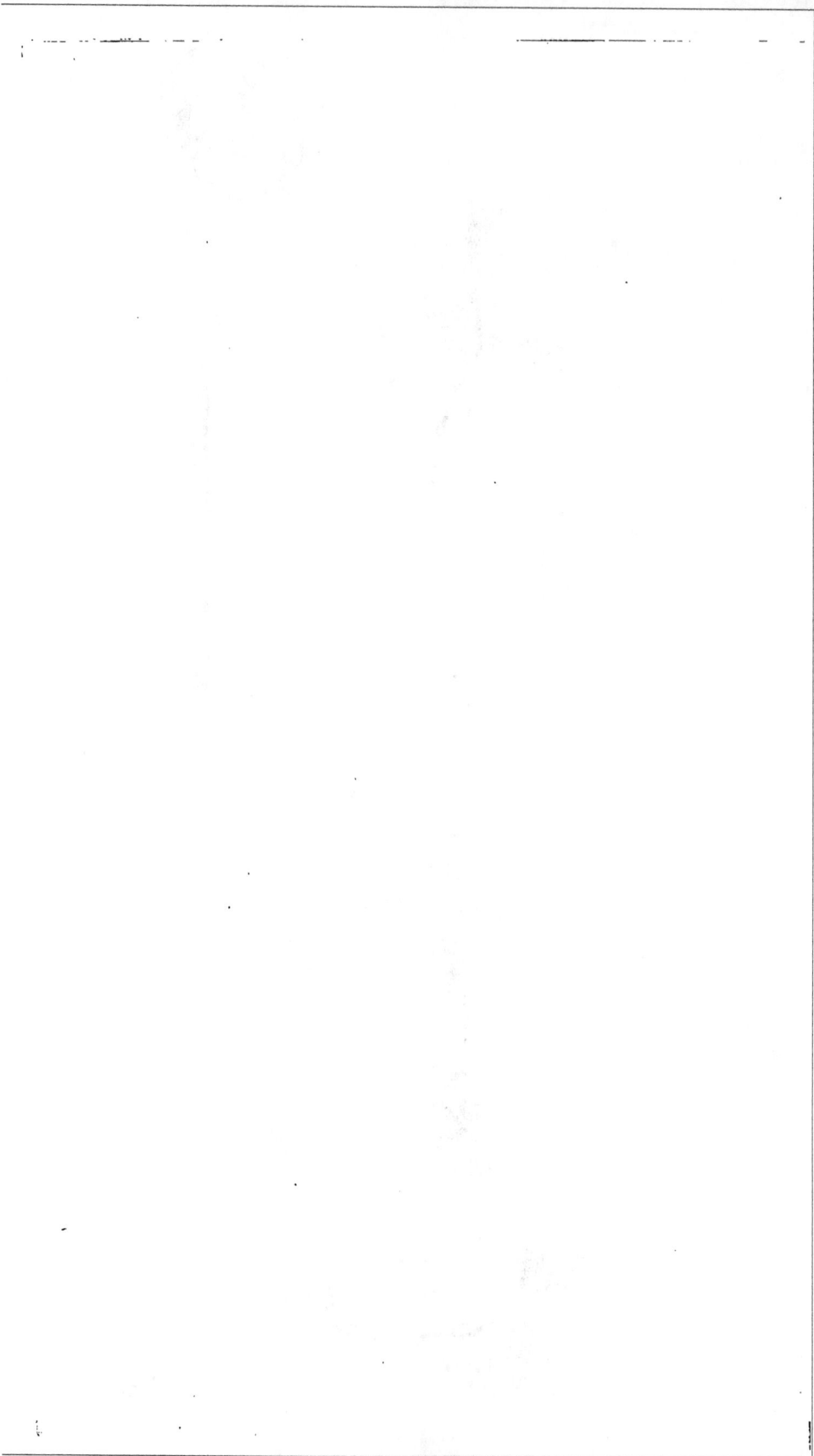

les diverses courbes que j'ai fait reproduire à la fin de ce travail, d'après le Mémoire d'Albert.

On peut interpréter ces courbes de la façon suivante :

Le pied ayant été placé par une injection forcée dans une position demi-fléchie avec un angle un peu plus ouvert qu'un angle droit, une flexion de 30 degrés en arrière amène une diminution de capacité à peu près égale à celle que fait subir à l'articulation une flexion de 20 degrés en avant. La flexion du pied sur la jambe fait donc diminuer plus rapidement la capacité de l'articulation que l'extension, et la différence entre ces deux mouvements est d'un tiers plus rapide dans le premier mouvement que dans le second.

Dans le poignet, l'injection forcée place la main dans l'axe de l'avant-bras ; la marche de la pression intra-articulaire est la même dans la flexion palmaire et dans la flexion dorsale pour un même nombre de degrés de flexion en deçà et au-delà de la position de Bonnet ; l'abduction ou flexion radiale diminue moins la capacité articulaire que la flexion cubitale ou adduction. Pour un même degré de flexion dans une flexion de 20 degrés; il y a 3 dixièmes de capacité de moins dans l'adduction que dans l'abduction.

Pour le genou, l'injection forcée ayant placé le tibia dans une demi-flexion, sous un angle un peu plus ouvert qu'un angle droit, l'extension diminue la capacité articulaire bien moins rapidement que la flexion. Pour un même angle parcouru dans le sens de la flexion et de l'extension, la capacité diminue près de deux fois plus rapidement dans la flexion que dans l'extension.

L'injection ayant placé le coude dans un angle de 80° environ avec l'humérus, l'extension diminue un peu plus rapidement la capacité que la flexion, et la différence est d'un cinquième en moins dans le nombre de graduations lues sur le manomètre pour un même angle de 45° en deçà ou au-delà de la position de Bonnet.

L'articulation de la hanche placée dans l'abduction et la rotation en dehors par l'injection forcée, a été successivement portée dans la flexion et l'extension, dans l'abduction et l'adduction.

L'extension à angle égal diminue plus la capacité que la flexion, la différence est de $^7/_{12}$ en sus environ dans les hauteurs manométriques. L'abduction diminue plus la capacité de l'articulation que l'adduction; mais, pour un même angle parcouru, la diminution proportionnelle est plus grande du côté de l'adduction que de l'abduction.

Enfin, pour l'épaule, l'auteur a pris, comme position moyenne, le bras pendant; d'après Albert, cette situation ne s'éloigne presque pas de la position de Bonnet pour la capacité de l'articulation. L'auteur a fait mouvoir le bras directement en avant et en arrière ; les variations sont à peu près égales dans les deux sens à angle égal, mais la capacité peut être plus réduite par la projection du bras en arrière, l'étendue de l'angle étant plus considérable.

Les autres variations sont peu importantes à noter.

L'auteur a considéré tous les angles observés entre les segments des divers os qui constituent les articulations comme des angles simples, tandis que la plupart des mouvements ne se passent pas dans un même plan. Ainsi, au coude, la flexion se combine toujours avec un certain degré d'adduction ; dans ses mesures, il n'a tenu compte que de l'angle de flexion.

La manière dont les angles ont été relevés dans les expériences d'Albert mérite d'être notée. Un des deux os, celui qui devait rester fixe, a été placé dans un plan horizontal AO perpendiculaire à la direction d'un fil à plomb (fig. 1, Pl. I), l'autre segment OB pouvait se mouvoir autour de O comme charnière. Pour mesurer l'angle AOB sans relever l'angle au niveau de l'articulation, Albert place un rapporteur, dont la base *mn* se confond avec la direction du segment OB. Sur l'axe *o* du rapporteur, pivote à frottement doux une flèche à l'extrémité inférieure de laquelle pend un poids destiné à tenir la flèche toujours verticale, quelle que soit la position du segment OB; l'extrémité de la flèche indique, sur le rapporteur, des angles qui varient suivant le degré d'inclinaison de OB sur OA. L'angle compris entre l'extrémité de la flèche et la ligne *od* sera le même que l'angle AOB ; il suffira donc de lire la valeur de l'angle F*od* pour avoir

fig. 1.

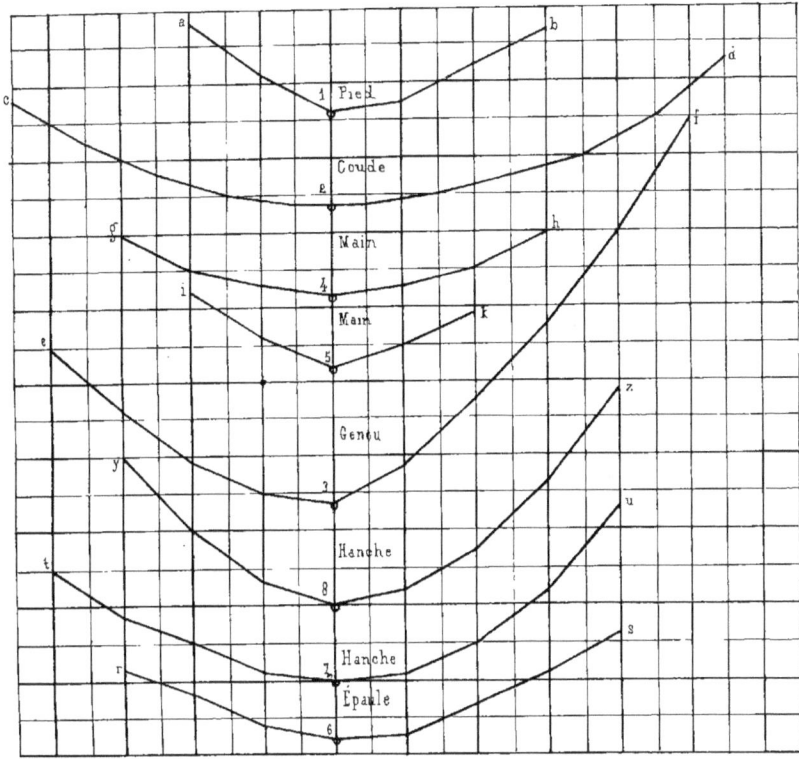

1 Pied
Coude
2
Main
4
Main
5
Genou
7
Hanche
8
Hanche
9
Épaule
6

fig. 2.

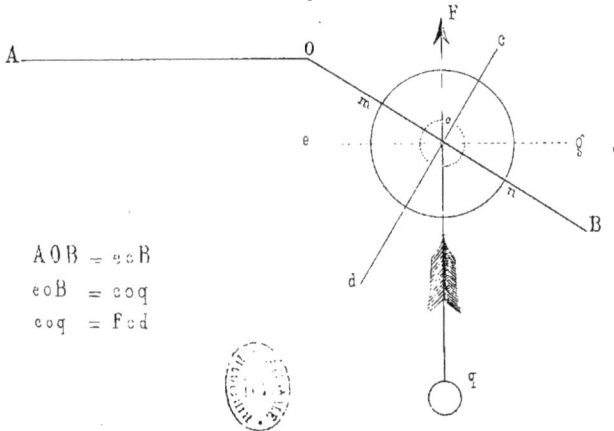

$AOB = eoB$

$eoB = coq$

$coq = Fod$

la valeur de AOB. En effet, l'angle AOB $=$ eoB, l'angle eoB $=$ coq, l'angle coq $=$ Fod. Ce procédé ingénieux n'est pas sans inconvénient : la nécessité de placer dans un plan horizontal un des membres en expérience met des entraves au mouvement des articulations en expérience. Dans mes recherches j'ai relevé directement les angles sur les articulations. Les expériences d'Albert, malgré tout le soin avec lequel elles paraissent avoir été faites, ne sont pas rigoureusement exactes, les mouvements articulaires n'étant pas absolument comparables à des mouvements géométriques ; mais l'exactitude que fournissent ces expériences est suffisante pour le but auquel on les destine.

J'ai répété les expériences d'Albert, et j'ai trouvé des courbes comparables aux siennes. Albert, recherchant les causes de variation de capacité dans les divers mouvements, considère la positions de Bonnet, où la capacité de l'articulation est la plus considérable, comme étant celle où les fibres de la capsule sont déroulées le plus possible. Tout mouvement qui s'écarte de la position de Bonnet, s'accompagnant d'un degré variable de torsion de la capsule, entraîne par suite de cette torsion une diminution correspondante dans la capacité articulaire.

Dans les divers procédés que j'ai tenu à faire connaître, les expérimentateurs ont cherché par différents moyens à déterminer les variations de capacité de la synoviale dans les différents mouvements. Les procédés de Guérin ne permettaient que de connaître d'une manière générale l'augmentation de capacité de la synoviale dans certaines positions. Ce résultat suffisait à l'auteur pour ses recherches sur l'influence de la pression atmosphérique sur les exhalations séreuses.

Bonnet, qui reprit la question au point de vue plus spécial, détermina par l'injection forcée les positions où la synoviale avait son maximum de capacité. Mais il se contenta de savoir que tous les mouvements qui écartent de cette position diminuent la capacité articulaire.

Enfin, Albert, agissant sur des articulations préalablement distendues par une injection forcée, et placées par cette injection dans la position de Bonnet, rechercha à quelle pression les

parois articulaires étaient soumises dans les différents mouvements qui écartent l'articulation de cette position. L'auteur
conclut des variations obtenues, dans la pression intra-articulaire sous des angles donnés, à des variations correspondantes
dans la capacité articulaire. Nous verrons plus tard que ces con-
clusions ne sont pas exactes, et que la pression à laquelle sont
soumises les parois de l'articulation, pendant ses expériences,
sont des causes d'erreurs.

L'importance qui me paraît attachée à la solution de ce problème physiologique, les applications si importantes qu'on peut
en déduire pour la thérapeutique des maladies articulaires, m'ont
amené à reprendre les expériences de Bonnet, de Guérin et
d'Albert, en les modifiant, et à déterminer les variations de
capacité des articulations dans les différents mouvements, par un
autre procédé.

Mon but étant tout d'abord la recherche d'un problème de
physiologie, l'expérimentation ayant lieu sur des articulations
saines, j'ai cru devoir éviter toute distension exagérée de la
synoviale. Il suffit de jeter un coup d'œil sur une articulation qui
a subi une injection forcée, pour voir que la cavité synoviale
s'est déformée. La force de l'injection a mis en jeu l'élasticité ou la résistance plus ou moins grande des parois, pour
former une cavité synoviale qui n'est rien moins que physiologique.

Mon procédé consiste donc à introduire de l'eau sans pression, dans l'articulation, après avoir trépané l'un des deux os qui
concourent à la former, après avoir adapté à l'ouverture ainsi faite
un tube de 6 à 8 millim. de diamètre et d'une hauteur variable suivant l'articulation.

La quantité d'eau contenue dans le tube et dans l'articulation
doit être suffisante pour que, dans la position où la capacité articulaire est la plus grande, on puisse encore voir affluer le
liquide dans le tube.

Le tube, ainsi fixé à l'articulation et préalablement gradué en
centimètres cubes, permet de mesurer, par la variation de niveau
de la colonne de liquide, les différences de capacité de la synoviale

dans les différents mouvements. Si l'on fait exécuter, en effet, des mouvements aux segments osseux qui constituent l'articulation, on voit le niveau du liquide osciller, pour descendre à un minimum de hauteur qui correspond au maximum de capacité de la synoviale.

Tout mouvement qui écarte le membre de cette position fait élever le niveau du liquide, diminue donc la capacité de l'article; ce premier point avait été parfaitement vu et démontré par Bonnet.

La graduation du tube permet de faire ce que n'avait pas fait Bonnet : c'est de mesurer en centimètres cubes les diminutions de capacité de la synoviale — d'en suivre les variations dans les différents mouvements, pronation supination, extension forcée, flexion forcée.

En mesurant avec soin les angles que font entre eux les différents segments osseux, j'ai pu encore noter la variation de capacité dans les divers degrés d'extension et de flexion.

J'ai en outre, pour certaines articulations, essayé l'influence des tractions plus ou moins fortes sur les variations de capacité de l'articulation.

Mes expériences ont été répétées sur le cadavre un grand nombre de fois ; je ferai connaître sommairement les résultats de mes recherches sur les grandes articulations.

Articulation radio-carpienne. — Le tube a été introduit dans l'articulation par l'axe du radius scié transversalement à 8 centimètres au-dessus de l'articulation. J'ai pénétré dans la cavité de la synoviale, en passant par la cavité médullaire de l'os. L'articulation ayant été remplie d'eau, j'ai porté la main alternativement dans la pronation et la supination, et j'ai pu constater que ces mouvements ne changent en rien la capacité de l'articulation ; il n'en est pas de même pour la flexion et l'extension. C'est dans une position intermédiaire entre la flexion et l'extension que l'articulation a son maximum de capacité, la main se trouvant dans le même plan que l'avant-bras. La capacité de l'articulation diminue d'un centimètre cube dans

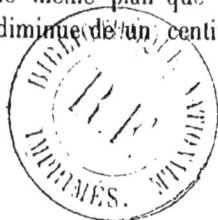

l'extension forcée, la main faisant avec la face dorsale de l'avant-bras un angle de 115°, et de 2 centimètres cubes dans la flexion forcée, la main faisant avec la face palmaire de l'avant-bras un angle de 115°. En inclinant la main vers le bord radial ou vers le bord cubital de l'avant-bras, j'ai pu constater que c'est dans une position intermédiaire entre ces deux positions que l'articulation présente son maximum de capacité, quand la main se trouve exactement dans l'axe de l'avant-bras. Quand la main s'incline vers le bord radial, sous un angle de 135°, la capacité diminue de 3 centimètres cubes ; quand l'articulation passe de la position moyenne à son inclinaison maximum vers le bord cubital, sous un angle de 135°, sa capacité diminue de 2 centim. cubes : l'abduction diminue donc plus la capacité de l'articulation que l'adduction.

Articulation tibio-tarsienne. — J'ai fixé mon tube indicateur, pour cette articulation, en le faisant pénétrer par l'axe du tibia au-dessus de l'astragale. L'expérimentation m'a démontré que pour cette articulation la capacité maximum est obtenue quand le pied fait exactement un angle droit avec la jambe, la pointe du pied dirigée directement en avant, la jambe se mouvant dans un plan antéro-postérieur autour d'un axe transversal passant par les deux malléoles. Si l'on amène, de cette situation, le pied dans une extension forcée sur la jambe, la jambe faisant avec le plan horizontal sur lequel repose le pied un angle de 120°, la capacité de l'articulation diminue de 8 centim. cubes ; si, ramenant la jambe à la position moyenne, on la porte dans la flexion forcée, sous un angle de 65°, on voit que la capacité de l'articulation diminue de 4 centim. cubes. J'ai toujours cherché, dans ces expériences, à maintenir le pied et la jambe dans un plan moyen, faisant exécuter les mouvements sans incliner la jambe, ni en dedans ni en dehors.

Ces faits bien constatés, j'ai cherché à déterminer l'influence de l'abduction et de l'adduction de la jambe, le pied restant fixe sur le sol. Si, partant de la position moyenne, on incline la jambe en dedans sous un angle de 65° avec la direction du sol, l'articulation tibio-tarsienne diminue de 5 centim. cubes. Si, de la position moyenne, on incline la jambe fortement en dehors, sous un angle de 72°, la capacité de l'articulation diminue de 4 centim. cubes. Si, après avoir fait exécuter à l'articulation des mouvements autour d'un axe transversal, des mouvements autour d'un axe antéro-postérieur, on fait subir à l'articulation des mouvements autour d'un axe vertical, on observe encore des variations de capacité dans l'articulation. Partant toujours de la position moyenne, si l'on porte, le plus possible, la pointe du pied en dehors, la capacité de l'articulation diminue de 4 centim. cubes. En portant la pointe du pied en dedans, on ne trouve qu'une diminution de 2 centim. cubes.

Articulation du coude. — Le procédé qui m'a servi pour cette articulation est très-simple : il consiste à appliquer une couronne de trépan sur l'olécrâne, et à adapter un tube gradué à l'ouverture que l'on a ainsi pratiquée à l'articulation. Voici le résultat de mes expériences :

La position dans laquelle l'articulation du coude a sa capacité maximum correspond toujours au moment où l'humérus fait avec le cubitus un angle de 110°. Si, de cette position moyenne, on porte le bras dans la flexion forcée, sous un angle de 35°, la capacité de l'articulation diminue de 10 centim. cubes, ce qu'indique l'ascension du liquide dans une hauteur égale à 10 centim. cubes dans le tube gradué.

Si, ramenant l'articulation à sa position moyenne, on fait exécuter à l'humérus un mouvement qui porte l'articulation dans l'extension forcée, sous un angle de 172°, la cavité de l'articulation diminue de 7 centim. cubes.

Les mouvements de pronation et de supination font varier la capacité de l'articulation du coude, et c'est dans une position moyenne, comprise entre la pronation et la supination, que l'articulation possède sa capacité maximum ; en s'écartant de cette position moyenne pour se porter, soit dans la pronation forcée, soit dans la supination forcée, l'articulation diminue de capacité.

Articulation du genou. — J'ai fait pénétrer le tube qui sert à mes expériences, soit par la rotule, soit par la cavité médullaire du fémur. Quel que soit le moyen employé, le résultat de mes expériences a été constamment le même.

La position moyenne correspondant au maximum de capacité de l'articulation est obtenue avec un très-léger degré de flexion. Cette situation est obtenue quand la jambe fait avec la cuisse un angle de 140°. Dans la flexion forcée, sous un angle de 37°, la capacité de l'articulation diminue de 31 centim. cubes. Pour passer de la position moyenne à l'extension forcée, la capacité articulaire ne diminue que de 3 centim. cubes. Dans l'extension forcée, l'axe de la cuisse n'arrive jamais à se placer dans l'axe de la jambe ; les deux segments du membre inférieur conservent entre eux une légère inclinaison. Pour le constater, on n'a qu'à fixer un fil-à-plomb sur l'extrémité supérieure du grand trochanter, et à se placer dans l'extension forcée : on voit alors que le fil-à-plomb passe en avant de la malléole externe, la ligne que suit le fil-à-plomb passe à l'union du tiers postérieur avec les deux tiers antérieurs de l'articulation ; la cuisse et la jambe font un angle de 175°. L'abduction, comme l'adduction, diminuent la capacité de l'articulation ; l'adduction forcée diminue de 2 centim. cubes de plus que l'abduction. Une forte traction sur la jambe, le fémur restant fixé, diminue la capacité de l'articulation de 2 centim. cubes.

Articulation scapulo-humérale. — J'ai employé plusieurs procédés pour l'étude de cette articulation : j'ai tantôt placé mon tube gradué dans l'axe de l'humérus pour arriver ainsi jusqu'à l'articulation par la tête de l'humérus, tantôt j'ai pénétré au centre de la cavité glénoïde par l'épine de l'omoplate.

Quel que soit le procédé employé, je suis toujours arrivé aux mêmes résultats. La position moyenne, quelle que soit la position donnée au cadavre, est celle que prend le bras quand il tombe, en vertu de son poids, dans une direction parallèle au tronc, la main et le bras dans une position intermédiaire entre la pronation et la supination. Tout mouvement qui écarte le bras de cette situation diminue la capacité de l'articulation : que l'on porte le bras en avant, qu'on le porte en arrière, qu'on le porte en dehors, qu'on applique fortement le bras au tronc, la colonne de liquide indique, par son ascension dans le tube indicateur, une diminution de volume.

J'ai expérimenté l'influence des mouvements d'adduction et d'abduction, le bras se mouvant dans différents plans. Si, prenant le bras dans sa position moyenne, on le rapproche du tronc, on diminue la capacité articulaire de un centimètre cube ; si l'on écarte le bras du tronc le plus possible en portant le bras directement en dehors, on diminue l'articulation de 7 centimètres cubes. En élevant le bras du plan vertical où il se trouve dans sa position moyenne dans un plan horizontal, le bras dirigé directement en avant, on constate que l'articulation a diminué de 4 centimètres cubes; si l'on porte alors le bras en dedans, en le faisant mouvoir dans un plan horizontal, l'articulation diminue de 13 centimètres cubes; si l'on porte le bras en dehors, on n'observe qu'une diminution de capacité de 14 centimètres cubes. Enfin, si, élevant le bras dans une position qui se rapproche le plus de la position verticale, l'extrémité inférieure de l'humérus autant que possible dirigée en haut, on voit qu'à ce moment la capacité de l'articulation mesure 15 centimètres cubes de moins que dans la position moyenne. Dans cette situation, l'adduction forcée augmente la capacité de un centimètre cube; l'abduction forcée augmente la capacité de 2 centimètres cubes. Si, de la position moyenne, on porte le bras le plus possible en arrière, on diminue de 9 centimètres cubes la capacité de l'articulation.

La rotation forcée en dedans, le bras pendant, parallèle à l'axe du corps, diminue le capacité de l'articulation de 9 centimètres cubes; la rotation en dehors ne la diminue que de 7 centimètres cubes.

Enfin, si l'on tire sur l'extrémité inférieure de l'humérus, on peut, avec une traction exécutée avec un seul aide, obtenir un agrandissement de capacité de 4 centimètres cubes.

Articulation coxo-fémorale. — J'en arrive enfin à l'articulation coxo-fémorale. Pour cette articulation j'ai fait placer mon tube gradué, tantôt sur le fond de la cavité cotyloïde, tantôt sur la branche horizontale du pubis.

J'ai cherché à déterminer, pour cette articulation comme pour les autres, quelle était la situation qui donnait la capacité maximum à l'articulation.

On trouve cette situation de la manière suivante : Le cadavre allongé sur un plan horizontal, les membres inférieurs placés dans une position rectiligne et le tube placé dans la cavité cotyloïde, on écarte un des membres inférieurs du plan dans lequel il se trouve, pour le porter en dehors; on peut alors constater facilement qu'à mesure qu'on porte le membre inférieur en dehors, la capacité de l'articulation augmente progressivement jusqu'au moment où le membre inférieur fait avec celui qui est resté immobile un angle d'environ 50°; si l'on franchit cette limite, la capacité de l'articulation diminue progressivement à mesure que le membre inférieur se porte de plus en plus dans l'abduction.

Si, plaçant le membre inférieur dans la situation où la capacité de l'articulation est maximum, on porte l'articulation dans l'abduction forcée, la capacité de l'articulation diminue de 2 cent. cubes.

Si l'on porte, au contraire, le membre inférieur vers l'adduction à la rencontre du membre inférieur du côté opposé, la capacité de l'articulation diminue de 6 centimètres cubes ; si, écartant alors le membre du côté opposé et maintenant le bassin en place, on porte le membre inférieur dans une abduction forcée, on peut arriver à faire diminuer la capacité de l'articulation de 11 centimètres cubes.

Si, prenant la jambe de sa position moyenne sur le plan horizontal, on l'élève progressivement jusqu'à ce qu'elle forme avec le plan horizontal, sur lequel elle était placée, un angle de 40°, on voit le liquide descendre progressivement dans le tube indicateur et atteindre à ce moment son minimum d'abaissement, ce qui indique que la capacité de l'articulation est à son maximum. Il

Pl.3.

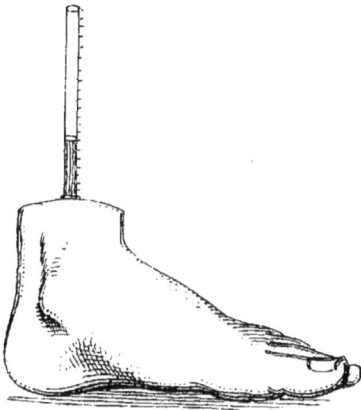

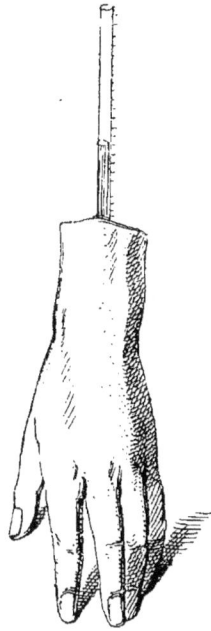

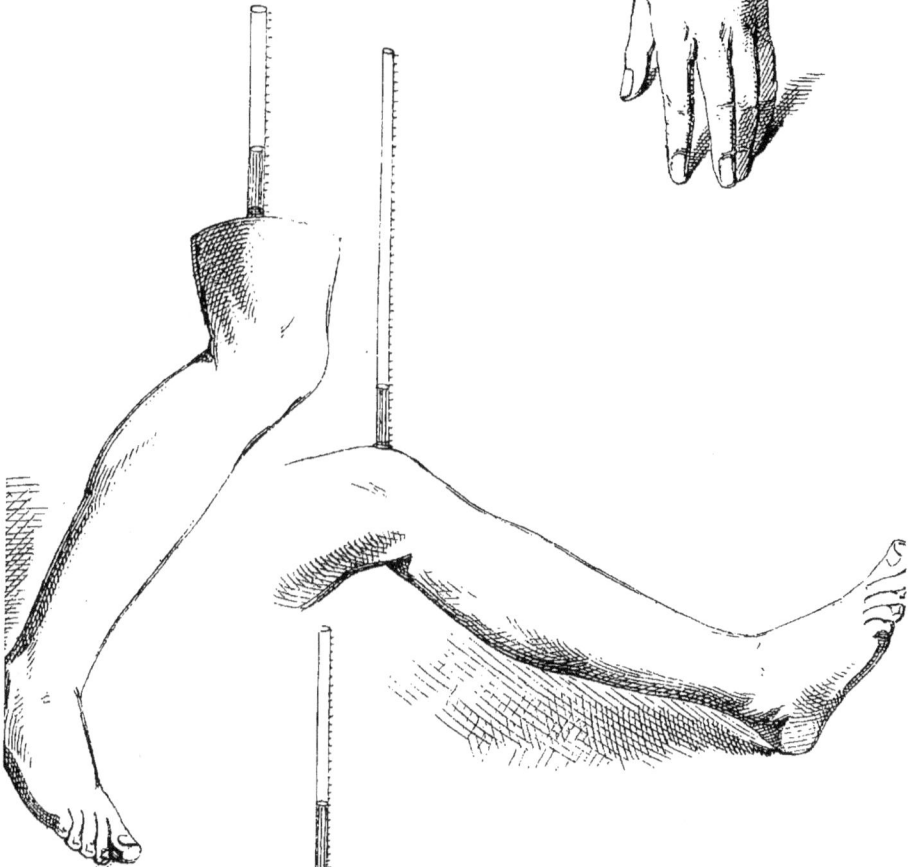

Impr. DEJEY & Cie.

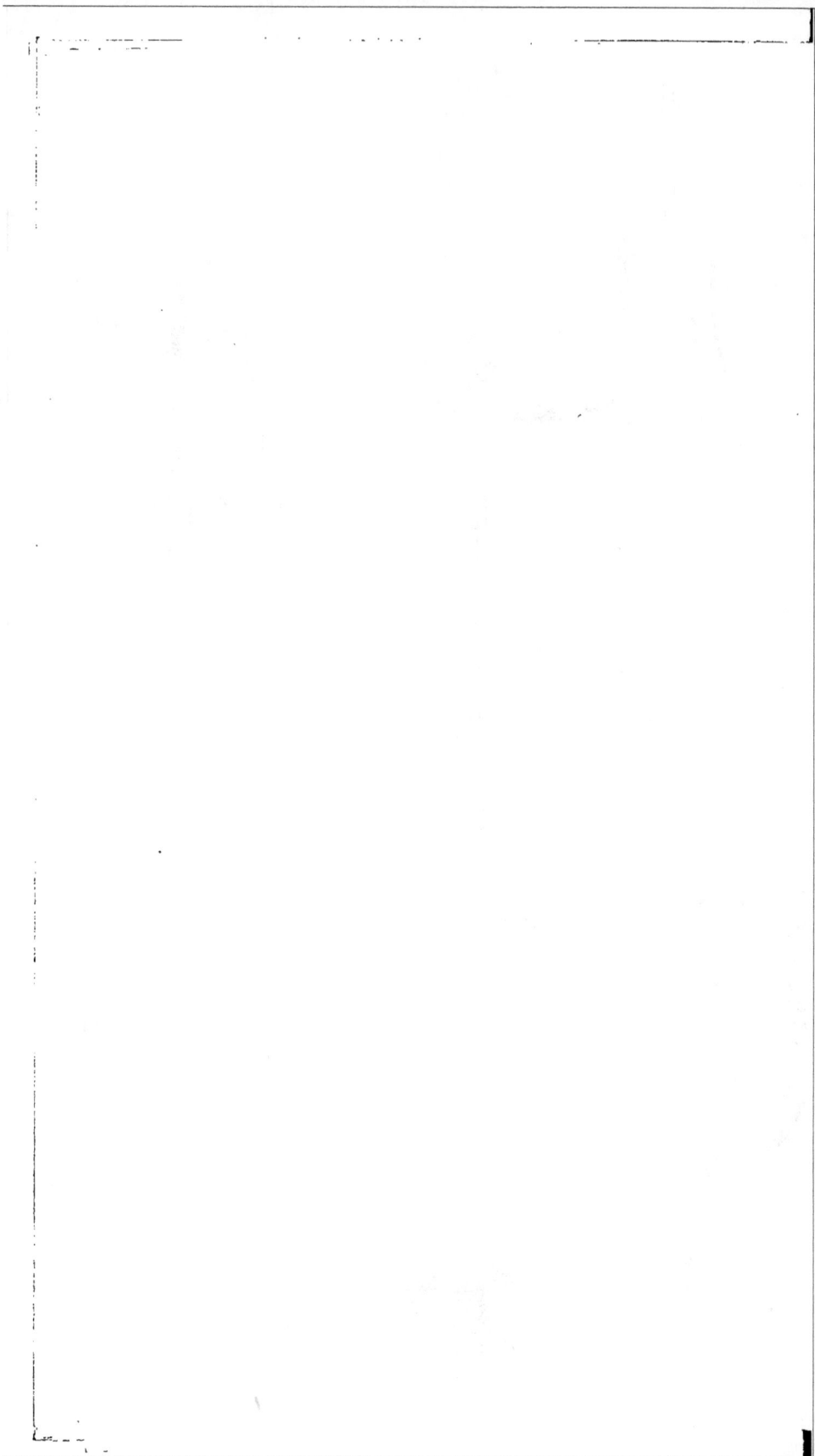

résulte donc de ces deux expériences que le capacité de l'articulation coxo-fémorale est à son maximum quand la cuisse a atteint un mouvement de flexion et d'abduction correspondant aux deux angles que j'ai déterminés. Quel que soit le mouvement qui se produise autour de cette situation comme axe de circumduction, la capacité de l'articulation diminue. J'ai successivement déterminé l'influence de la flexion forcée et de l'extension forcée. La flexion forcée, sous un angle de 60°, diminue la capacité de l'articulation de 14 centimètres cubes, et l'extension forcée, sous un angle de 22°, avec la paroi antérieure du tronc, diminue la capacité de l'articulation de 12 centimètres cubes.

Une influence que j'ai déterminée expérimentalement sur le cadavre, et qui me paraît très-importante, c'est celle du mouvement de rotation du pied en dehors et en dedans. Ces mouvements se résument, en somme, dans un mouvement de rotation du fémur autour de son axe. La rotation forcée en dedans diminue de 5 centimètres cubes la capacité de l'articulation; la rotation forcée en dehors, de 3 centimètres cubes seulement.

Quand la pointe du pied est dirigée en avant, la capacité de l'articulation est plus considérable que dans la rotation, soit en dedans, soit en dehors. En tirant sur le fémur, on peut augmenter la capacité de l'articulation de 14 centimètres cubes; en tirant très-fort sur le fémur, on peut arriver à une augmentation de capacité de 20 centimètres cubes.

Mes expériences ont été faites généralement sur des cadavres d'adultes de 20 à 30 ans. Mes résultats expriment la moyenne obtenue dans plusieurs expériences.

En résumé, les résultats les plus importants de ces expériences sont les suivants. L'articulation du poignet atteint sa capacité maximum quand cette articulation est tout aussi éloignée de la flexion que de l'extension, de l'abduction que de l'adduction, la main se trouvant dans le même plan que l'avant-bras. La flexion forcée amène une diminution plus grande dans la capacité de l'articulation que l'extension, l'adduction amène une diminution plus grande que l'abduction.

Pour l'articulation du cou-de-pied, c'est quand le pied fait avec la jambe un angle droit, et que le tibia repose perpendiculairement sur l'astragale, que l'articulation a son maximum de capacité. L'extension et l'adduction déterminent une diminution de capacité plus grande que la flexion et l'abduction. Les mouvements qui portent la pointe du pied en dedans diminuent plus la capacité de l'articulation que ceux qui portent la pointe du pied en dehors.

L'articulation du coude obtient son maximum de capacité quand l'humérus fait un angle de 110° avec le cubitus, la flexion diminue plus la capacité que la flexion ; c'est dans une position intermédiaire à la pronation et à la supination, sous un angle 110°, que l'articulation atteint son maximum de capacité.

Pour le genou, c'est sous un angle de 140° que la capacité de la synoviale est maximum ; la flexion diminue la capacité de l'articulation bien plus que l'extension; l'adduction diminue plus la capacité de l'articulation que l'abduction.

L'articulation de l'épaule a sa capacité maximum quand le bras est parallèle au tronc ; tout mouvement qui l'écarte de cette situation diminue la capacité de cette articulation. Enfin, pour l'articulation de la hanche, la capacité maximum est obtenue par un certain degré de flexion, un angle de 40° avec un plan horizontal combiné avec une abduction de 50°.

Si nous rapprochons ces résultats de ceux obtenus par Bonnet par l'injection forcée, nous constaterons quelques différences assez importantes pour certaines articulations.

Pour l'articulation du poignet, le résultat de l'injection forcée est tout à fait conforme à mes expériences, et donne comme capacité maximum de cette articulation la position dans laquelle la main se trouve dans le même plan que l'avant-bras, tout aussi éloigné de l'abduction que de l'adduction.

Pour l'articulation tibio-tarsienne, les résultats présentent au contraire quelques différences sensibles, tandis que par mon procédé la position correspondant au maximum de capacité est obtenue quand le pied fait un angle droit avec la jambe, par le procédé de Bonnet; c'est au moment où la jambe se porte un peu en arrière, dans un angle un peu plus ouvert que celui de la station debout, que la synoviale paraît avoir son **maximum de capacité**. C'est la position que prend la jambe quand on fait une injection forcée de la synoviale de cette articulation.

Les injections de Bonnet dans l'articulation du coude indiquent comme position fixe, par conséquent comme capacité maximum, le moment où l'avant-bras fait avec le bras un angle droit, l'avant-bras exécutant un mouvement intermédiaire à la pronation et à la supination. Mes résultats s'écartent seulement de ceux de Bonnet pour l'étendue de l'angle que fait le bras avec l'avant-bras. De nombreuses expériences m'ont toujours permis de trouver un angle de 110° entre les deux segments du bras et de l'avant-bras quand la capacité de l'articulation est maximum ; par conséquent un angle plus ouvert qu'un angle droit.

Pour le genou, l'injection forcée de l'articulation place les os qui composent cette articulation en position demi-fléchie; ils forment entre eux un angle un peu plus ouvert que l'angle droit. Dans mes expériences, les résultats diffèrent beaucoup de ceux obtenus par Bonnet : la position où l'articulation m'a paru avoir sa capacité maximum correspond, à un faible degré de flexion, à un angle de 140°.

L'injection forcée de l'articulation de l'épaule détermine dans le membre supérieur un mouvement d'abduction combiné avec un mouvement de propulsion en avant. Cette position est donnée par Bonnet comme celle où la capacité de l'articulation est maximum.

Mes expériences m'ont, au contraire, prouvé que la position dans laquelle l'articulation présente sa plus grande capacité, correspond à celle que prend naturellement le bras en vertu de son poids dans la station debout, le bras à peu près parallèle au tronc.

Enfin, pour l'articulation de la hanche par le procédé de Bonnet, après l'injection forcée, le fémur se dirige dans le sens de la flexion et arrive à faire avec la paroi antérieure de l'abdomen un angle de 60° ; cet os se porte en même temps dans l'abduction et la rotation en dehors.

Les résultats obtenus en expérimentant les mouvements de

3

l'articulation par mon procédé sont les suivants : la synoviale atteint son maximum de capacité dans un léger mouvement de flexion et d'abduction combinées. Le fémur fait un angle d'environ 140° avec la paroi antérieure du tronc; l'angle d'abduction est d'environ 50°. Contrairement à l'assertion de Bonnet, j'ai remarqué que la rotation du pied en dehors, loin d'agrandir la capacité de l'articulation, ne fait que la diminuer. La rotation du pied, en dehors comme en dedans, diminue la capacité de l'articulation; il faut donc, pour trouver la position où la capacité de l'articulation est maximum pour la hanche, joindre à la flexion et à l'abduction une position du pied telle que la pointe du pied regarde directement en avant.

Nous avons exposé assez longuement, au début de ce travail, les recherches d'Albert. L'injection forcée dans l'articulation a donné à cet auteur les mêmes résultats que Bonnet pour la détermination du maximum de capacité des articulations; ces résultats sont passibles des mêmes reproches que ceux de Bonnet : ils ne nous donnent pas les variations de capacité d'une synoviale normale, mais celles d'une synoviale fortement distendue par un épanchement articulaire aussi considérable que possible. Dans les mouvements variés qui éloignent l'articulation de la position de Bonnet, l'articulation est soumise à une pression de plus en plus forte, puisque pour passer de la position de Bonnet, soit dans la flexion, soit dans l'extension, il faut que l'articulation chasse de sa cavité une certaine quantité de liquide en soulevant une colonne de mercure.

Les courbes de pression, dont Albert a voulu déduire des variations de capacité articulaire, n'ont de valeur que pour faire connaître les variations de la pression intra-articulaire, sous divers écartements angulaires en deçà et au-delà de la position de Bonnet. La différence dans la hauteur de la colonne de mercure relevée sur le manomètre, dans la position de Bonnet et dans une position donnée, représente l'effort qu'il faut vaincre pour amener l'articulation de la première de ces positions à la seconde. Cet effort s'ajoute à la pression primitive qui a placé, au début de l'expérience, l'articulation dans la po-

Pl. IV

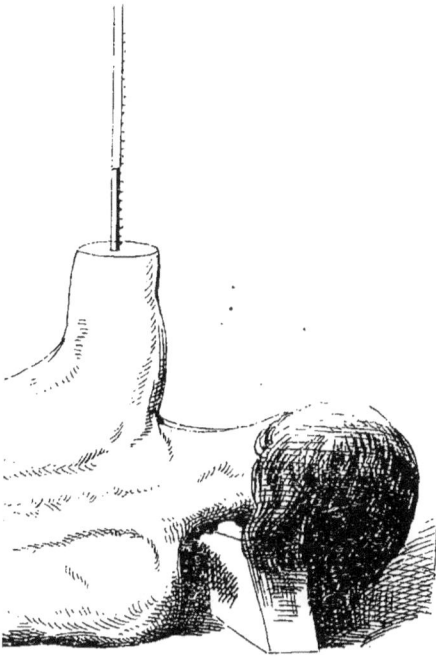
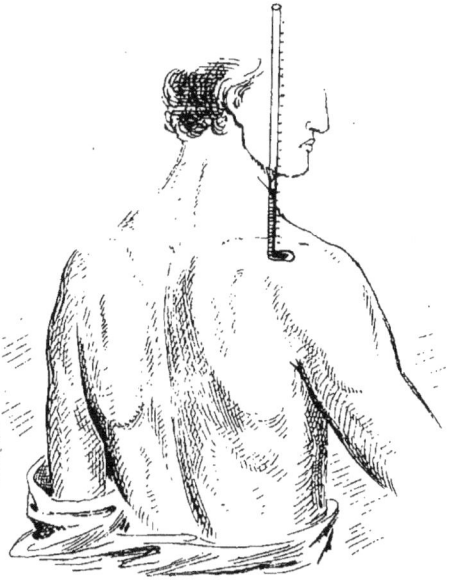
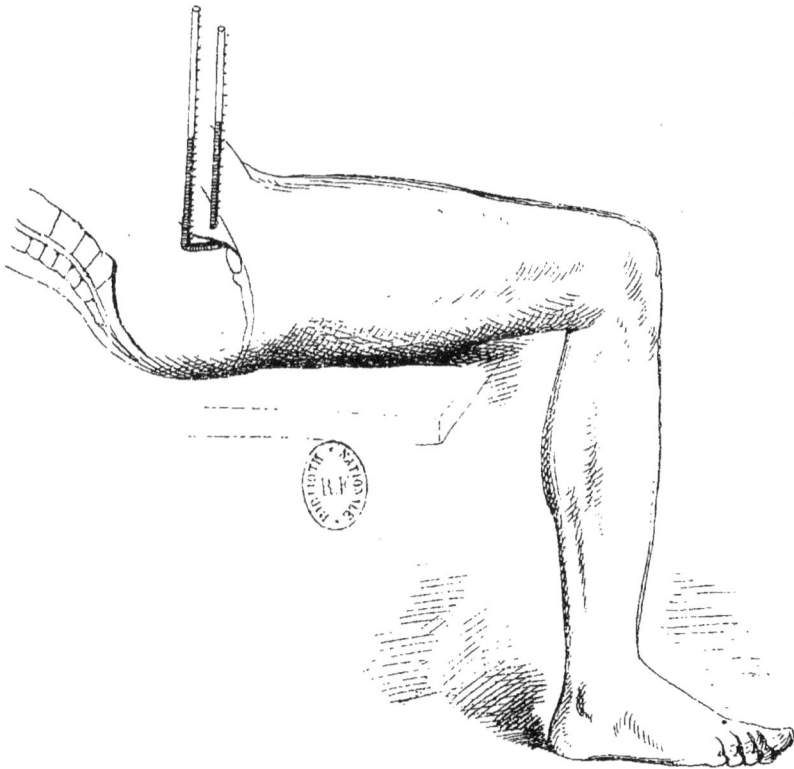

Impr. DEJEY & Cie

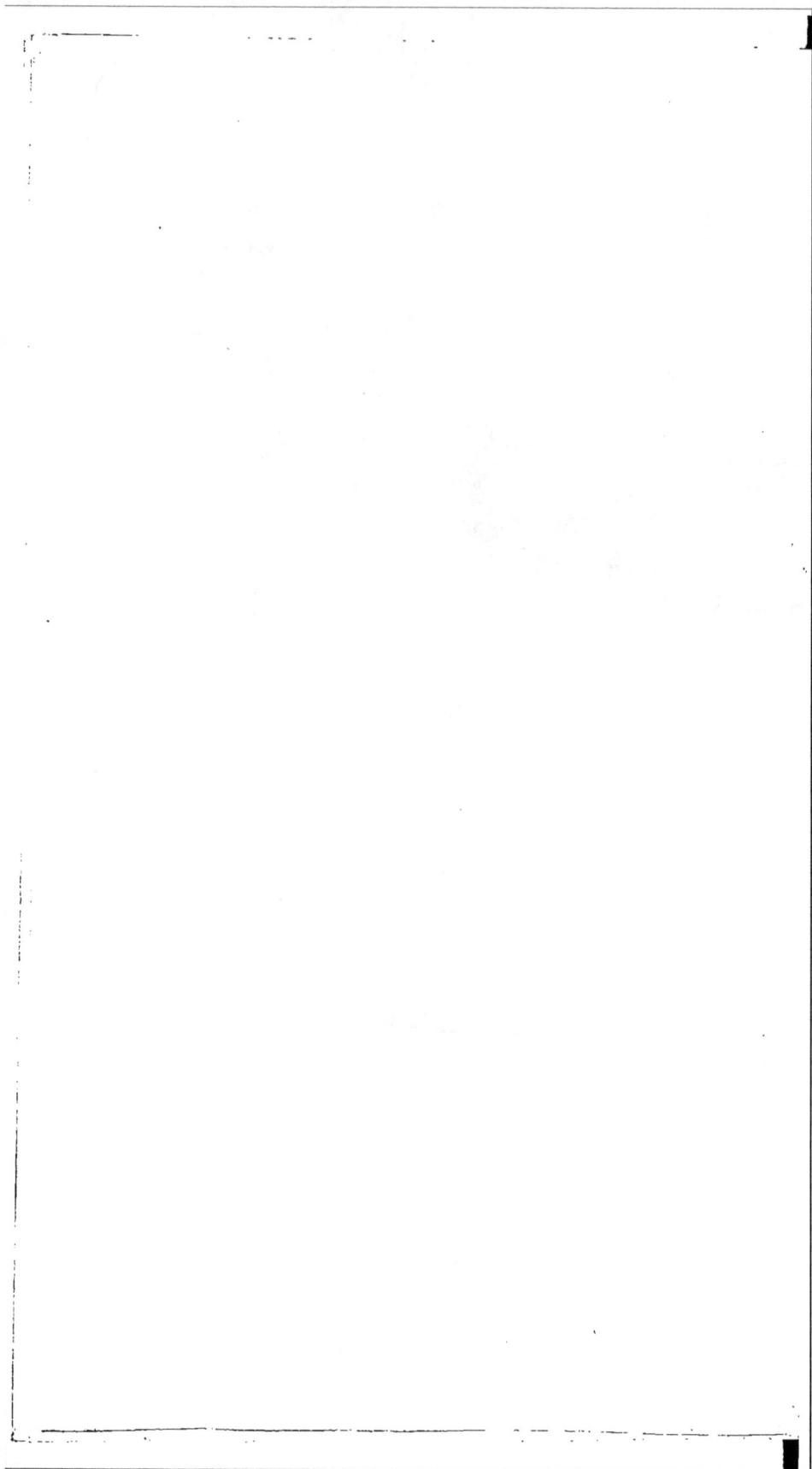

sition de Bonnet. En concluant des variations de pression à des variations correspondantes dans la capacité articulaire, on s'expose à des causes d'erreur.

Dans les différentes positions des membres, les parois articulaires subissent des variations de formes; certains culs-de-sac synoviaux sont comprimés, d'autres, au contraire, subissent toute la pression intra-articulaire. La résistance des parois de l'articulation n'étant pas uniforme, la paroi sur laquelle s'exerce le plus la pression sera plus ou moins déprimée. La pression lue sur le manomètre variera donc, non plus seulement suivant les variations de capacité que déterminent les mouvements, mais encore suivant la résistance variable des parois qui subissent la pression.

Les résultats d'Albert indiquent, pour la main, que la flexion et l'extension font également varier la capacité de l'articulation pour un même écartement angulaire. J'ai démontré au contraire, par mes expériences, que pour un même angle la flexion diminuait plus la capacité de l'articulation que l'extension; l'adduction, d'après Albert, amènerait une diminution plus grande de capacité que l'abduction; c'est le contraire que démontrent mes expériences. Pour le pied, la flexion détermine une ascension plus rapide de la colonne de mercure que l'extension, ce qui indique que la flexion diminue plus la capacité de l'articulation que l'extension; c'est encore le contraire que démontrent mes expériences. Pour le coude, nos résultats sont parallèles. Pour le genou, d'une manière générale on y voit, comme dans mes expériences, que la flexion diminue plus la capacité de l'articulation que l'extension; mais le point qui correspond au maximum de capacité est loin de se trouver au même niveau.

Il me suffira de ces quelques exemples pour démontrer la différence des résultats obtenus par les deux procédés. L'absence de toute pression intra-articulaire dans mes recherches, le moyen facile et commode de juger de la variation de capacité par les différences de niveau observées sur mon tube gradué, me semblent avoir réalisé les conditions les plus favorables pour la détermination de la capacité des articulations dans les attitudes diverses des membres.

Je n'ai point la prétention de donner à ces expériences une valeur absolue au point de vue physiologique. Les expériences ont été faites sur le cadavre, et nécessairement j'ai dû faire abstraction des pressions qu'exercent les muscles autour des articulations. — Mais les résultats généraux, ces réserves faites, sont suffisants pour la recherche des problèmes pathologiques et thérapeutiques si intéressants que présente l'étude des maladies articulaires.

La clinique vient sanctionner les résultats de mes expériences et montrer que les déductions physiologiques tirées des recherches faites sur le cadavre peuvent s'appliquer sur le vivant.

Je voyais, il y a quelque temps, un jeune homme de 25 ans, atteint d'une hydarthrose chronique du genou. Ce malade ne pouvait exécuter que des mouvements bornés entre une demi-flexion à 90° et l'extension à peu près complète. Les mouvements extrêmes réveillaient seuls de la douleur. Ayant prié le malade de placer, par le tâtonnement, sa jambe dans la position qui lui serait la plus commode, celle où la douleur serait la moindre, j'ai relevé dans cette attitude, à l'aide de mon rapporteur, un angle de 140°. Du reste, il était facile de s'assurer, en palpant l'articulation, que c'était encore sous ce même angle que les parois de l'articulation étaient le plus dépressibles. Dans l'extension extrême et dans la flexion, on sentait bomber avec force les culs-de-sac synoviaux; ces résultats prouvent bien que la capacité de l'articulation avait son maximum de capacité sous un angle de 140°, la dépressibilité des parois et la diminution de douleur dans l'articulation malade indiquent bien une tension intra-articulaire minimum dans cette position. Si la position dite de Bonnet, l'angle droit pour le genou, correspondait réellement au maximum de capacité, ce serait dans cette position que nous aurions observé les phénomènes de diminution de tension, de diminution de douleur. J'ai, depuis, vérifié plusieurs fois le même fait sur d'autres malades. J'ai toujours constaté le même résultat; je montrerai bientôt d'autres faits cliniques qui viennent à l'appui des résultats obtenus dans mes expériences, je montrerai bientôt que des applications pratiques assez importantes peuvent être déduites de ces recherches un peu arides de physiologie expérimentale.

Le procédé que j'ai employé pour déterminer les variations de capacité des articulations dans les différentes attitudes des membres, m'a permis de rectifier quelques erreurs au sujet de la position qui correspond au maximum de capacité de l'articulation. J'ai en outre utilisé le même procédé pour rechercher les variations de capacité des articulations dans les attitudes extrêmes.

Pour nous rendre compte des causes qui déterminent ces variations de capacité, il faut être bien fixé sur la forme de la synoviale autour des grandes articulations, qui ont fait l'objet de nos recherches.

Le procédé le plus simple pour avoir une bonne idée de la forme de la synoviale consiste à faire une injection solide dans l'articulation, en ayant soin de ne pas distendre outre mesure la cavité de la synoviale.

La synoviale, bridée par la capsule fibreuse qui l'entoure, fait une saillie plus ou moins grande au niveau de l'articulation, entre les deux os, suivant que le ligament est plus ou moins fort, plus ou moins extensible, plus ou moins long. Le résultat donc de ces recherches, au point de vue de la forme des synoviales, nous donnera en même temps des renseignements utiles sur la disposition générale de l'appareil ligamenteux autour de l'articulation.

L'injection a été faite sur les membres, préalablement placés et maintenus dans la position qui correspond, d'après nos expériences, à la capacité maximum de la synoviale. L'injection s'étant solidifiée par le refroidissement, j'ai procédé à la dissection; voici le résultat de mes recherches.

Pour l'articulation radio-carpienne, la synoviale, distendue d'une façon à peu près égale dans le sens de l'extension et de la flexion, s'étrangle sous les ligaments latéraux, où elle est refoulée vers la cavité de l'articulation et réduite à ses plus petites dimensions.

En avant de l'articulation, on peut remarquer deux parties dilatées de la synoviale au-devant du scaphoïde et au-devant du pyramidal, et sous le pisiforme ; ces deux parties renflées sont unies par une partie médiane relativement rétrécie qui mesure 5 millim., tandis que la synoviale mesure en étendue 20 millim. de haut en bas, au-devant du pyramidal et du pisiforme, et 15 millim. au-devant du scaphoïde.

Sur la face postérieure, on peut observer une disposition analogue ; la synoviale est rétrécie. A la partie moyenne, elle mesure 16 millim. en dehors et 15 millim. en dedans.

On peut voir, d'après les dimensions comparées des saillies ou culs-de-sac synoviaux du poignet, l'inégalité des culs-de-sac antérieurs se contrebalancer par une inégalité en sens inverse des culs-de-sac postérieurs.

Pour le pied, la synoviale fait une saillie plus grande en avant qu'en arrière, elle présente sur la partie moyenne une étendue de 3 centim.; elle se rétrécit en dedans et en dehors pour passer sous les malléoles, mais en dehors elle ne mesure que 5 millim., tandis qu'en dedans elle mesure 15 millim. sous la malléole interne.

En arrière, la synoviale fait saillie sur la partie moyenne, où elle mesure 2 cent.; elle se rétrécit en dehors, sous les malléoles.

La synoviale vue sur les parties latérales nous présente une saillie postérieure moins considérable que l'antérieure, à laquelle elle est réunie par une partie rétrécie sous la malléole, correspondant aux attaches des ligaments latéraux de l'articulation.

L'articulation du coude présente en avant deux saillies au-devant du condyle et de la trochlée, séparées sur la partie moyenne au niveau de la cavité sus-coronoïdienne de l'humérus par une légère dépression; il existe un prolongement inférieur et externe sur le radius, qui agrandit le cul-de-sac synovial à la partie externe et qui mesure 5 centim., tandis qu'à la partie interne il ne présente qu'une longueur de 3 centim.

Sur la face postérieure de l'articulation, il existe un cul-de-sac dans la cavité sus-olécrânienne, avec un double prolongement qui se rétrécit en dedans en se portant sous l'épitrochlée, et qui descend sur la face postérieure du radius derrière l'épicondyle, qu'il entoure en dehors.

Pl
V

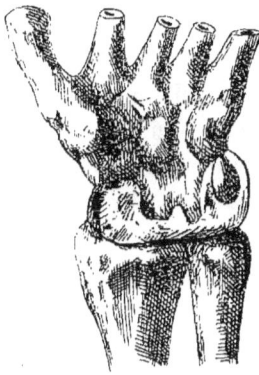
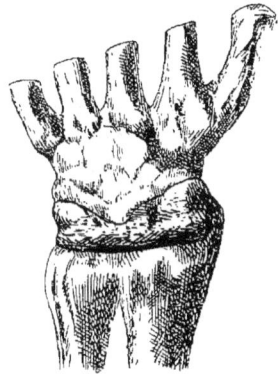

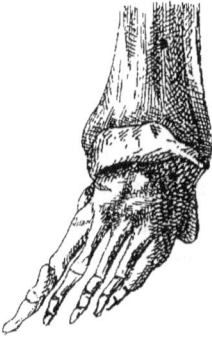
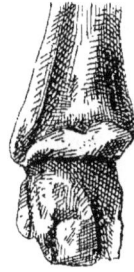

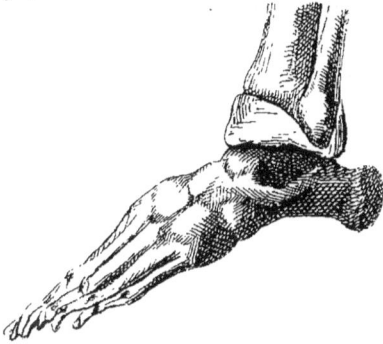

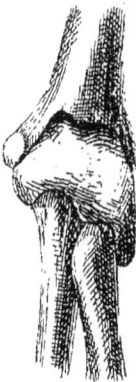
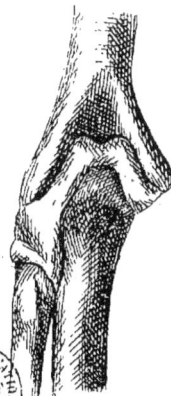

Impr. Dejey & Cie.

Dans les énarthroses, la synoviale est uniformément contenue par une capsule en forme de manchon. Nous n'avons pas à tenir compte ici des faisceaux de renforcement, qui ne modifient pas la forme de la synoviale; ces faisceaux ont seulement une influence sur la résistance de la capsule.

Si la capsule synoviale a la forme d'un manchon dans l'articulation scapulo-humérale, ce manchon n'a pas une égale longueur dans tous les sens. De l'attache humérale à l'attache glénoïdienne, la capsule articulaire distendue par l'injection mesure 4 centim. à la partie inférieure, tandis qu'elle mesure 6 centim. à la partie supérieure, où la distance est la plus grande.

Je ne tiendrai pas compte ici des divers prolongements qui se rattachent à la cavité principale de l'articulation.

Enfin, pour l'articulation coxo-fémorale, nous voyons une inégalité encore plus marquée du manchon articulaire qui limite la synoviale; le manchon articulaire ne mesure que 3 centim. en dedans et un peu en arrière, tandis qu'en dehors, en avant et en arrière de l'articulation, le manchon mesure 5 centim.; les points les plus courts du manchon sont ceux autour desquels s'effectuent les mouvements les plus ordinaires de l'articulation. On ne sera pas étonné de trouver le point le plus court de la capsule, qui sert pour ainsi dire de charnière au mouvement, en bas dans l'épaule, en arrière et en dedans dans la hanche.

Les variations de capacité de la synoviale tiennent à l'effacement plus ou moins complet des différents culs-de-sac situés autour de l'articulation ; le rapport qu'affectent entre eux les deux segments osseux, la tension ou la torsion plus ou moins grande de la capsule ligamenteuse qui bride ces culs-de-sac, déterminent les variations de capacité que nous avons déterminées expérimentalement dans la première partie de ce travail. Dans l'extension, ce sont les culs-de-sac du côté de la flexion qui sont les plus effacés; dans la flexion, ce sont, au contraire, les culs-de-sac de l'extension ; mais, dans chacune de ces positions extrêmes, les deux culs-de-sac sont en même temps mais inégalement comprimés. — Du côté où les leviers se rapprochent, l'effacement des culs-de-sac est le résultat de la pression des tissus

Pl. 6

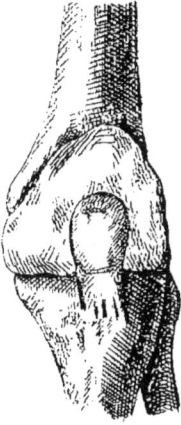
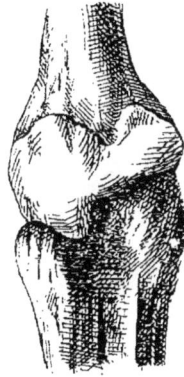
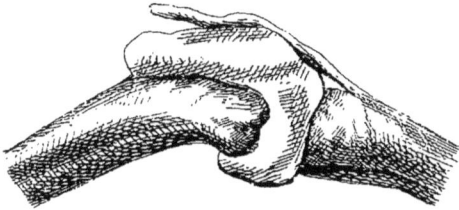
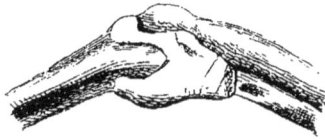
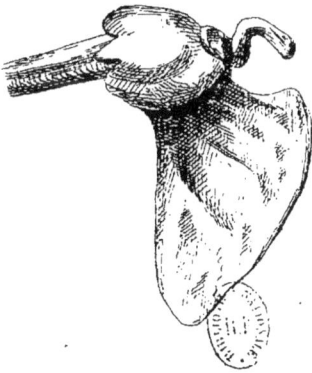
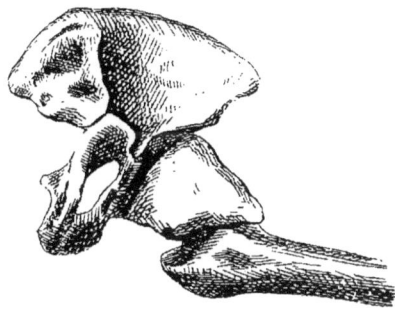

Impr. Dejey & Cⁱᵉ.

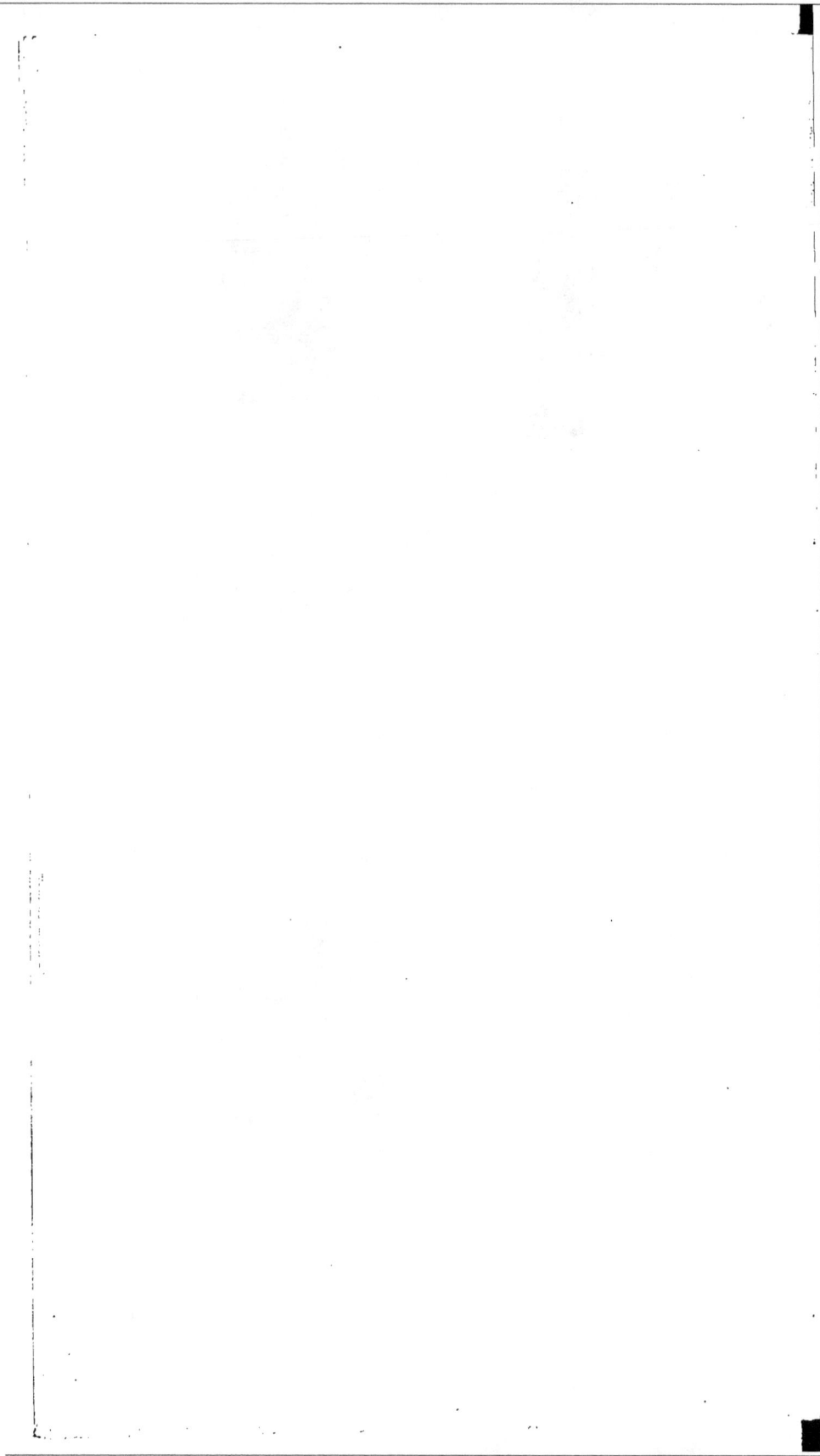

compris dans le sinus de l'angle formé par les deux os qui concourent à former l'articulation, du côté opposé. Les muscles
et les ligaments, dont les extrémités fixes sont écartées, sont
tiraillés et pressent sur les culs-de-sac; la cavité de l'articulation tend à s'effacer, les parois opposées de la synoviale sont
rapprochées, et, s'il existe du liquide dans l'articulation, la pression intra-articulaire augmente. Nous déterminerons bientôt
l'influence de l'attitude des membres sur les ligaments articulaires ; cette étude nous fera mieux saisir les relations intimes
qui existent entre la tension des ligaments et les variations de la
capacité des synoviales.

Nos recherches sur les variations de capacité des synoviales
nous amènent à nous expliquer au sujet des espaces articulaires
compris entre les surfaces articulaires. Existe-t-il une cavité synoviale ? Il ne s'agit ici que d'une cavité virtuelle dont les parois
opposées sont toujours rapprochées. Cette cavité ne contient
qu'une quantité fort minime de synovie, comparativement à la
dimension des culs-de-sac synoviaux ; la tonicité musculaire, la
pression atmosphérique, maintiennent fortement appliquées les extrémités osseuses ; les culs-de-sac synoviaux sont fortement pressés
par les mêmes forces. Les tissus qui environnent l'articulation,
poussés par la pression atmosphérique ou par la tonicité ou la
contraction musculaire, dépriment les culs-de-sac synoviaux, et
les réduisent au volume nécessaire pour contenir la synovie normale. La dimension des culs-de-sac de la synoviale est bien
plus considérable qu'il ne le faudrait pour contenir la synovie,
qui est relativement sécrétée en très-petite quantité.

Ils jouent à l'état normal plutôt le rôle de bourses synoviales,
qui favorisent le jeu des surfaces osseuses sur les tissus périar-
ticulaires, que le rôle de réservoirs d'une sécrétion. En présence
d'un épanchement peu considérable, les mouvements ont toujours
une même influence. La synoviale, dont la capacité s'adapte au
volume du liquide contenu, devient un réservoir.

Les phénomènes observés en présence d'un épanchement peu
considérable ne s'éloigneront que très-peu des phénomènes physiologiques; les mouvements seront seulement un peu plus limités,

la distension extrême pourra seule troubler les conditions géné-
rales suivant lesquelles s'effectuent les diverses attitudes.

A l'état physiologique, nous ne sommes nullement sensibles
aux variations de capacité de la synoviale. Ces phénomènes passent quelquefois complétement inaperçus, même en présence
d'un faible épanchement ; mais dans certains états pathologiques,
la sensibilité ou le gonflement anormal de la synoviale, l'inflam-
mation des tissus voisins de l'articulation, peuvent rendre douloureux cet équilibre qui doit s'établir pendant les mouvements entre
la tension intra-articulaire et la pression exercée par les tissus
voisins, repoussés par la pression atmosphérique. Il n'y a jamais
de vide dans les articulations, les parois articulaires sont toujours
au contact qu'elles renferment de la synovie ou un liquide, les
variations de capacité qui déterminent une tendance au vide sont
comblées et compensées par les tissus voisins, poussés par la pression atmosphérique.

Küss, dans son *Traité de physiologie*, met en évidence, par
l'explication d'un fait vulgaire, les variations de capacité que
l'on peut déterminer dans une articulation, et les moyens qui
servent à les combler.

Lorsqu'en tirant fortement sur les doigts, dit-il, on parvient à
en écarter légèrement les phalanges, il se produit un claquement
bien connu dont voici l'explication :

La force de traction exercée sur les articulations phalangien-
nes parvient à vaincre la pression atmosphérique et à écarter les
surfaces articulaires qu'elle maintenait en contact, en mettant en
jeu l'élasticité du ligament ; mais au moment de la séparation,
les parties molles périphériques sont précipitées par cette même
pression dans l'intervalle des deux os : ces phénomènes sont très-
brusques et déterminent des vibrations sonores, d'où le bruit de
craquement.

Bonnet, dans ses recherches, en poussant des injections forcées
dans les articulations, avait observé que l'injection forcée plaçait
le membre dans une situation fixe, correspondant d'après lui au
maximum de capacité de la synoviale ; ces attitudes, que l'on
a continué de désigner sous le nom de position de Bonnet, ne

peuvent être obtenues dans les expériences qu'en allégeant le membre qui doit se mouvoir sous l'influence de l'injection, par une amputation sur sa partie moyenne; sans cela, la pression que l'on serait obligé d'employer pour vaincre la résistance du membre triompherait de la résistance de la synoviale avant que le membre n'ait atteint cette position. Bonnet attribuait le déplacement qui a lieu dans l'articulation à la distension inégale des ligaments, le plus inextensible jouant le rôle d'une charnière autour de laquelle s'effectuait le changement de position.

En injectant l'articulation avec une très-grande force, avec de la cire fondue et colorée, Bonnet avait déterminé les points les plus vulnérables de la synoviale. La synoviale étant rompue par la force de l'injection, on pouvait étudier facilement la direction suivie par le liquide.

Voici les principaux résultats de ses recherches : l'articulation du poignet résiste en général à l'injection, elle est protégée par les tendons des extenseurs et des fléchisseurs.

Dans l'articulation tibio-tarsienne, c'est principalement en arrière que fuse l'injection, en déchirant le cul-de-sac postérieur entre les deux couches postérieures des muscles de la jambe.

Au coude, la rupture se fait ordinairement en arrière et le liquide fuse sous le triceps ; quelquefois seulement la rupture a lieu au niveau de l'olécrâne.

Au genou, c'est au niveau du cul-de-sac placé sous le biceps que se fait la rupture, quelquefois en arrière au niveau du prolongement qui s'engage sous le muscle poplité.

A l'épaule, les ruptures se font au niveau du prolongement sous-épineux et bicipital.

Dans l'articulation de la hanche, c'est en bas et en dedans du sourcil cotyloïdien que s'échappent les liquides dans l'injection forcée ; d'autres fois c'est en avant du petit trochanter que se fait la rupture, le liquide se ramasse en collection entre les muscles adducteurs.

J'ai voulu contrôler par moi-même l'influence de la pression intra-articulaire sur l'attitude des membres, et pour cela je me suis servi du même procédé que j'ai employé pour déterminer le maximum de capacité des articulations ; j'ai seulement remplacé l'eau par le mercure. J'ai rempli de mercure l'articulation et le tube indicateur gradué ; sous la pression du mercure, l'articulation s'est placée dans la position dite de Bonnet. Continuant à ajouter une certaine hauteur de mercure dans le tube, j'ai déterminé la rupture des culs-de-sac synoviaux, et j'ai pu voir le point où s'était faite la rupture, en suivant le mercure dans les gaînes musculaires; les résultats que j'ai obtenus sont conformes à ceux de Bonnet. Pour l'articulation du coude, par exemple, il a fallu une colonne de mercure de 10 cent. de hauteur pour amener la rupture dans le cul-de-sac sus-olécrânien ; on peut évaluer la pression qui détermine la rupture à un cinquième d'atmosphère. Le mercure a fusé de la synoviale sous le triceps, de bas en haut. Pour le genou, le mercure a fusé sous le triceps, après avoir rompu le cul-de-sac supérieur.

Je n'insiste pas sur les pressions à laquelle résistent les culs-de-sac synoviaux à l'état normal , la résistance de la synoviale variant beaucoup à l'état pathologique. Des pressions moindres pourront déterminer des ruptures, et, si certains points de la synoviale sont altérés, leur résistance pourra diminuer d'une manière notable.

Au point de vue pathologique, ces recherches ont donc une importance très-limitée.

Dans les épanchements articulaires, les différentes attitudes des membres mettent en jeu la distension des parois articulaires. Dans une injection forcée, l'articulation s'étant placée dans la position de Bonnet, tout mouvement est impossible ; et si l'on cherche à déplacer le membre de cette situation, le cul-de-sac le plus faible se rompt, si le liquide que l'on a injecté ne peut pas refluer par l'orifice qui a servi à l'injecter. Dans les nombreux cas d'hydarthrose que j'ai observés dans les hôpitaux, je n'ai jamais vu la jambe complétement immobilisée, dans la position de Bonnet, en présence même d'un épanchement considérable. Le membre peut encore exécuter des mouvements, mais ces mouvements sont bornés; ils sont moins étendus qu'à l'état normal. Sous l'influence d'un épanchement qui se fait toujours avec une certaine lenteur, les culs-de-sac synoviaux et les ligaments cèdent, et la capacité de l'articulation augmente en même temps que l'épanchement se fait. Les mouvements sont bornés, et il y a une position où la tension intra-articulaire est moindre. Cette position correspond avec la position qui donne le maximum de capacité à l'articulation. L'articulation ne peut s'immobiliser que dans un épanchement très-rapide, dans certaines hydarthroses aiguës.

Les tableaux que j'ai donnés d'après le travail d'Albert peuvent servir à nous rendre compte des relations qui existent entre les variations d'angle des segments osseux, et l'accroissement de la pression intra-articulaire quand les mouvements s'exécutent en présence d'un épanchement.

C'est en général, ainsi qu'on peut le voir sur la figure que j'en ai donnée, sur le milieu de l'excursion des leviers que la pression intra-articulaire est moindre.

INFLUENCE DES ATTITUDES DES MEMBRES

LES LIGAMENTS DANS LES ARTICULATIONS.

La synoviale, dont nous venons d'étudier les variations de capacité, est une membrane relativement faible, peu résistante, destinée plutôt à favoriser le glissement des surfaces articulaires, à sécréter le liquide onctueux qui favorise les mouvements articulaires, qu'à servir de moyen d'union aux leviers osseux. Le manchon synovial est doublé par un manchon fibreux qui s'insère sur les os, un peu au-dessus des surfaces articulaires, et sert à les maintenir unis.

Le type de ce manchon fibreux se retrouve dans les énarthroses. Sa longueur est plus grande qu'il ne le faudrait pour l'union des deux os : cette laxité facilite les mouvements de l'articulation.

Nous retrouvons un manchon plus serré autour des ginglymes et des faisceaux de renforcement qui y limitent les mouvements de latéralité ; le manchon fibreux est quelquefois très-faible dans le sens où s'exécutent les principaux mouvements, surtout là où l'articulation est renforcée par des muscles.

Les ligaments concourent à limiter l'étendue des mouvements; ils sont plus ou moins tendus autour de l'articulation, dans les différentes attitudes des membres.

Quand ils sont tendus, ils refoulent les culs-de-sac synoviaux; il y a donc une relation entre la tension des ligaments et les variations de capacité de la synoviale. Le refoulement des culs-de-sac synoviaux par les ligaments peut en partie nous expliquer les variations de capacité des articulations.

Dans les ginglymes, en général, les membres peuvent être portés dans deux attitudes extrèmes : flexion et extension, qui déterminent la tension du ligament située du côté opposé au sens dans lequel s'effectue le mouvement; le ligament qui est du côté de l'extension se tend à l'extrême limite de la flexion, et celui qui est placé du côté de la flexion se tend dans l'extension; c'est vers le milieu de l'angle compris entre ces deux situations extrêmes que les ligaments situés du côté de la flexion et de l'extension sont également relâchés. C'est dans cet état que les tensions sont également réparties sur l'appareil ligamenteux péri-articulaire, c'est à ce moment que la position peut être dite *moyenne* pour le ligament. Cette position s'éloigne très-peu de celle qui correspond à la position moyenne pour la synoviale. L'excursion normale du levier osseux étant connue, la position moyenne est comprise entre les deux situations extrêmes. Sur la bissectrice de l'angle que comprend l'excursion des leviers osseux — dans les énarthroses, la position moyenne se trouve sur l'axe autour duquel se font les mouvements de circumduction. Malgaigne, dans son *Traité d'anatomie chirurgicale*, avait clairement formulé le principe qui devait présider à la détermination de la position moyenne :

« Opposer la flexion à l'extension d'un membre, dit-il, c'est rester dans le vague ; en effet, l'extension est absolue et n'a lieu qu'à un degré unique en dessous duquel la flexion commence. Il faut, pour être exact, distinguer dans toute articulation deux positions extrêmes : flexion et extension, et des positions intermédiaires qui se rapprochent de l'une ou de l'autre des positions extrêmes; la *position moyenne* sera celle qui s'en éloignera également.

A considérer les choses de ce point de vue, on trouvera que les ligaments latéraux sont attachés de manière à ce que, dans leur relâchement complet, ils soient aussi éloignés de la flexion que de l'extension extrême, et c'est dans cette position moyenne que la jambe exécute le mieux sur la cuisse les mouvements de latéralité signalés.

A mesure que vous portez le membre dans l'extension, par exemple, les fibres ligamenteuses du côté de la flexion sont tiraillées; aussi elles serrent fortement les faces articulaires l'une contre l'autre, tout mouvement de latéralité est interdit. Mais il en est de même pour les fibres du côté de l'extension, quand on fléchit complètement le membre, et chacun peut s'assurer par soi-même que, dans la flexion complète de la jambe, il n'y a plus de mobilité latérale.» Malgaigne fait observer que la laxité du manchon fibreux dans les énarthroses rend moins utile la détermination de la position moyenne de ces articulations.

MM. Beaunis et Bouchard s'expriment à peu près dans les mêmes termes sur la position moyenne. Dans les deux positions extrêmes d'un mouvement donné autour d'un axe de rotation, la tension des ligaments et des parties molles atteint son maximum, elle diminue peu à peu à mesure que l'os mobile prend une position intermédiaire à ces deux positions extrêmes, où alors cette tension est réduite au minimum. C'est cette position intermédiaire qui s'appelle *position moyenne* des articulations, c'est celle dans laquelle les ligaments et toutes les parties ambiantes sont dans le plus grand relâchement possible et dans laquelle nous éprouvons le moins de fatigue, c'est celle que nous prenons instinctivement pendant le sommeil : celle enfin que prennent les membres lorsque des liquides pathologiques viennent à remplir et à distendre la cavité articulaire.

Dans l'article de M. Panas sur les *Articulations*, inséré dans le Nouveau Dictionnaire de médecine et de chirurgie pratiques, la même opinion a été également soutenue, et la position moyenne ou position de repos de l'articulation y est fixée d'après les mêmes bases.

La détermination de la position moyenne des articulations pour les ligaments étant de la plus grande importance, j'ai cru qu'il pourrait être utile de chercher à déterminer cette position dans les grandes articulations, en notant en même temps l'influence des différentes attitudes sur la tension des ligaments qui entourent l'articulation.

Après avoir disséqué les articulations, j'ai placé les membres dans les différentes positions que permettent leurs articulations, j'ai suivi la tension ou le relâchement des différents groupes de ligaments dans les positions extrêmes et dans les positions intermédiaires. Pour chaque articulation, j'ai déterminé l'excursion de l'un des segments osseux sur l'autre considéré comme fixe. J'ai voulu me rendre compte du rôle des différents tissus qui entourent l'articulation pour la limite des mouvements, et j'ai pour cela pris les mesures de l'excursion dès leviers osseux sur le vivant et sur le cadavre. J'ai successivement enlevé autour des articulations la peau, l'aponévrose, les muscles. J'ai pu ainsi, en mesurant après la dissection de chacun des tissus, l'excursion parcourue, faire la part de chacun de ces éléments. J'ai vu, par exemple, que sur le vivant, la main se porte en général dans la flexion dorsale sous un angle 110° avec l'avant-bras et 120° dans la flexion palmaire. Sur le cadavre, la différence dans l'étendue des attitudes extrêmes est relativement minime, la flexion dorsale seule gagne de un à deux degrés. La section de l'aponévrose palmaire modifie de un degré ce même angle; enfin, si l'on sectionne les groupes des muscles extenseurs et fléchisseurs, l'excursion totale de la main sur l'avant-bras augmente de 20 degrés, 10 degrés dans la flexion dorsale et 10 degrés dans la flexion palmaire. En résumé, l'excursion des articulations est moins considérable sur le vivant que sur le cadavre, et il y a une différence quelquefois très-considérable entre les mouvements que l'on peut faire exécuter à une articulation disséquée et ceux que l'on exécute avant la dissection sur le même cadavre; les muscles, les aponévroses, la peau, contribuent à limiter certains mouvements. Ces différents organes protégent le tiraillement de l'appareil ligamenteux, et ce n'est qu'après avoir triomphé de leur résistance que, dans certaines entorses, les ligaments sont douloureusement ébranlés et tiraillés. A l'aide de mes expériences, j'ai pu apprécier le rôle des différents organes qui forment les articulations ou qui les entourent. J'ai déjà étudié l'influence de l'attitude des membres sur la synoviale; l'influence des différentes attitudes des membres sur la tension des ligaments n'est pas moins importante. Après avoir déterminé les limites de l'excursion des leviers osseux sur le vivant et sur le cadavre, j'ai suivi sur une articulation préalablement disséquée les variations de tension qui déterminent les différentes attitudes sur les liens fibreux qui entourent l'articulation; j'ai, par ces recherches, indiqué pour chaque articulation une *position moyenne* pour les ligaments. Cette *position moyenne* est celle qui relâche également les différents ligaments péri-articulaires. Voici le résultat de mes recherches pour les grandes articulations.

Articulation radio-carpienne. — Les mouvements entre les os de la première rangée du carpe et le radius sont très-difficiles à isoler de ceux qui se passent entre les os de la première et de la deuxième rangée. Les mouvements d'ensemble de flexion et d'extension de la main sont des mouvements complexes ; mais nous ferons abstraction ici des mouvements de la première et de la deuxième rangée, et nous étudierons les mouvements de la main comme se passant dans une seule articulation, l'articulation radio-carpienne.

L'excursion de la main sur l'avant-bras est 130°, mesurée sur un adulte de 30 ans ; elle se partage inégalement entre la flexion palmaire qui est de 60° et la flexion dorsale qui est de 70°. Sur une articulation disséquée, la flexion palmaire peut être portée à 75° et la flexion dorsale jusqu'à 90°. L'articulation radio-carpienne se porte simultanément dans l'extension et l'abduction, dans la flexion et l'adduction. Cette double combinaison de mouvement fait que le ligament latéral interne est tendu dans l'extension en même temps que les faisceaux fibreux antérieurs, et le ligament latéral externe est tendu dans la flexion, ainsi que les faisceaux fibreux postérieurs. Les mouvements d'adduction déterminent une tension du ligament latéral externe, en même temps qu'un certain degré de tension des faisceaux antérieurs. L'abduction se combine avec un très-léger degré de flexion, il y a tension du ligament latéral interne et des faisceaux postérieurs. La position moyenne pour les ligaments est celle dans laquelle le ligament latéral externe se trouve dans un degré de tension égal à celui du ligament latéral interne, les faisceaux antérieurs et postérieurs moyennement tendus. C'est dans une légère extension, la main faisant avec la face dorsale de l'avant-bras un angle de 170°, que se trouve la position moyenne de cette articulation. Dans cette position, les os de la première rangée sont dans le prolongement du plan de l'avant-bras.

Articulation tibio-tarsienne. — Pour l'articulation tibio-tarsienne, les mouvements du ginglyme se combinent avec des mouvements d'abduction et d'adduction encore plus marqués que pour la main. La flexion dorsale se combine avec un mouvement d'adduction; la disposition de la mortaise astragalienne, qui est sur-élevée en dehors, détermine ce mouvement hélicoïde. Dans la flexion dorsale, les faisceaux péronéo-astragaliens postérieurs et les faisceaux péronéo-calcanéens sont fortement tendus ; ce sont ces ligaments qui limitent l'étendue des mouvements dans ce sens; les faisceaux postérieurs, qui sont très-grêles, sont également tendus. Dans la flexion plantaire, ou extension du pied sur la jambe, le ligament latéral interne est surtout fortement tendu. Le ligament péronéo-astragalien antérieur est moyennement tendu, les ligaments sont dans une position moyenne quand la jambe fait un angle droit avec le pied, tout aussi éloigné de la flexion dorsale que de la flexion plantaire, aussi éloigné de l'adduction que de l'abduction.

L'abduction ne s'obtient qu'avec un certain degré de flexion plantaire, et l'adduction avec un certain degré de flexion dorsale.

Sur le vivant, les limites de l'excursion de l'articulation sont à peu près égales entre la position moyenne et la flexion dorsale, et la position moyenne et l'extension.

Dans la flexion, la jambe se porte sous un angle de 30° avec le plan horizontal sur lequel repose le pied ; dans l'extension, la jambe fait un angle de 120° avec le même plan. L'excursion est la même sur le cadavre avant toute dissection ; sur une articulation disséquée, le pied s'étend de 10° de plus sur la jambe ; ceci indique que les muscles concourent à limiter les mouvements de flexion plantaire, et, quand cette attitude s'exagère, les muscles peuvent déchirer leur gaîne ; au pied, les jambiers antérieur et postérieur limitent surtout ces mouvements : le jambier postérieur peut se luxer en avant dans une attitude forcée d'extension. M. le professeur Martins a publié un cas très-rare et très-intéressant de luxation de ce muscle dans un mouvement forcé d'extension.

L'intrépide savant est lui-même le sujet de l'observation qu'il a communiquée à l'Académie. C'est dans une chute faite en descendant de ballon, où il n'avait pas hésité à monter pour faire des observations physiologiques et météorologiques, que M. Martins a éprouvé l'accident qui fait le sujet de son Observation.

Articulation du coude. — Au coude, les mouvements de flexion se combinent avec des mouvements d'adduction, et l'extension avec des mouvements d'abduction.

Dans l'extension, la face antérieure regarde en dehors et en avant, et dans la flexion la face antérieure de l'avant-bras regarde en arrière et en dedans. Il existe donc encore dans cette articulation un mouvement héliçoïde, résultat de la disposition des surfaces articulaires ; le bord interne de la poulie articulaire descend plus bas que le bord externe.

Dans la flexion, les faisceaux postérieurs et directs du ligament latéral externe sont tendus en même temps que les faisceaux fibreux postérieurs. Les faisceaux antérieurs et directs du ligament latéral interne sont au contraire tendus dans l'extension. La flexion se fait jusqu'à concurrence d'un angle de 35°, et l'extension va sur le vivant jusqu'à un angle de 172°. Sur une articulation disséquée, l'excursion est à peu près la même. Les mouvements sont limités par la rencontre de l'apophyse coronoïde du cubitus avec la cavité coronoïdienne en avant, et l'extension se limite en arrière par le bec de l'olécrâne, qui vient butter en arrière sur la cavité olécrânienne de l'humérus. En prenant un des côtés de l'angle suivant la direction du cubitus, et l'autre dans la direction de l'humérus, c'est quand le bras fait avec l'avant-bras un angle de 100 à 110° que tous les ligaments sont moyennement relâchés ; nous avons vu que c'est en même temps la position moyenne pour la synoviale.

Articulation du genou. — Dans l'articulation du genou, l'extension sur le vivant place l'articulation sous un angle de 175° et la flexion ne dépasse pas ordinairement un angle de 35°; la position moyenne pour les ligaments, d'après les règles que j'ai posées, devrait être réalisée sous un angle de 140°. Nous avons vu, dans mes premières expériences sur les variations de capacité de cette articulation, que c'est précisément sous un angle de 140° que se trouve la position moyenne pour la synoviale.

Les frères Weber ont constaté que c'est sous un angle de 145° que les mouvements de latéralité présentent le plus d'amplitude. Dans mes recherches, c'est entre 140° et 145° que ces mouvements m'ont paru atteindre leur excursion la plus considérable, qui est d'environ 40°; il est évident que les mouvements de latéralité ne sont possibles que grâce à la laxité des ligaments.

Dans l'articulation du genou, les mouvements sont encore héliçoïdes, la flexion se combine avec un certain degré d'abduction, et l'extension avec l'adduction. Weber a étudié d'une manière spéciale la forme des mouvements dans l'articulation du genou; il a soigneusement distingué les mouvements qui se font par rotation suivant l'axe de la trochlée, de ceux qui se font par glissement : Goodsir a montré que la surface articulaire du genou consiste en une combinaison d'une double vis conique. Ce qui nous importe, c'est la forme générale du mouvement d'évolution; il est bien sûr qu'elle est aussi héliçoïde pour cette articulation. Pettigrew, dans son ouvrage sur la *locomotion chez les animaux*, insiste beaucoup sur la nature spirale des articulations en ginglymes ou en charnière. Il s'appuie sur l'opinion de Langer, Hencke et Meissner. L'auteur a démontré une semblable configuration dans les divers os et articulations de l'aile de la chauve-souris et de l'oiseau, et dans les extrémités de la plupart des quadrupèdes. « Les os des animaux, dit-il, particulièrement les extrémités, sont, règle générale, des leviers tordus et agissant à la manière de vis. Cette disposition permet aux animaux d'appliquer leurs surfaces motrices aux milieux sur lesquels ils sont destinés à opérer avec tous les degrés d'inclinaison voulue pour obtenir le minimum de propulsion avec le minimum de glissement latéral. Si les surfaces motrices de l'animal ne formaient pas des vis comme structure et comme fonctions, elles ne pourraient ni saisir, ni abandonner les points d'appui sur lesquels elles agissent avec la rapidité requise pour assurer la vitesse, particulièrement dans l'eau et l'air.»

Le fémur exécute, en passant de la flexion à l'extension, un mouvement de rotation suivant son axe autour du condyle interne; dans la flexion, c'est le ligament latéral interne qui est tendu, et dans l'extension c'est surtout le ligament latéral externe. La position moyenne correspond bien évidemment à un angle d'environ 140°, dans une position intermédiaire à la flexion et à l'extension, à l'abduction et à l'adduction. Dans la flexion, le ligament croisé antérieur est tendu et porté en dehors dans l'extension, le ligament croisé postérieur est tendu et porté en dedans. Sous un angle de 140°, ces deux ligaments se sont à peu près également relâchés, et leur extrémité d'insertion supérieure se trouve dans le même plan; la flexion et l'extension amènent un certain degré de torsion de ces ligaments, elles en exagèrent l'entrecroisement.

Sur une articulation disséquée, la flexion peut aller au-delà des limites à laquelle on peut arriver sur le vivant, mais il y a une cause mécanique d'arrêt sur le vivant, dans l'obstacle qu'oppose à la flexion la masse musculaire placée dans l'angle du tibia et du fémur, qui s'oppose au rapprochement extrême des deux leviers osseux. L'excursion sur le vivant m'a paru mesurer environ 140°; sur une articulation disséquée, j'ai pu obtenir une excursion de 155° à 160°. Sur une articulation disséquée, la moyenne de l'excursion mesurée par Weber était de 162°; sur deux hommes vivants, elle était 144° 8'. L'excursion était de 20° moindre sur le vivant que sur l'articulation disséquée. Les résultats de Weber ne s'éloignent que très-peu de ceux que j'ai obtenus.

Articulation scapulo-humérale. — Les mouvements les plus habituels de l'articulation scapulo-humérale sont des mouvements d'oscillation du bras fonctionnant comme pendule pendant la marche. Ces mouvements s'exécutent autour d'une position moyenne correspondant à la position que prend le bras dans la station debout, en vertu de la pesanteur. Quand le bras pend ainsi, en vertu de son poids, sollicité seulement par la contraction tonique des muscles qui l'entourent, il prend une situation telle que l'extrémité inférieure de l'humérus est légèrement inclinée en dedans, l'épitrochlée projetée en arrière et l'épicondyle en avant, l'olécrâne regardant en arrière et en dehors; l'avant-bras se place en demi-pronation, la face antérieure de l'avant-bras regardant en dedans, ainsi que la face palmaire de la main, la face postérieure de l'avant-bras regardant en dehors, ainsi que la face dorsale de la main.

C'est cette position que prend le bras, en vertu de son poids, sur un cadavre que l'on maintient debout.

Pour étudier bien exactement l'influence des différentes attitudes sur les ligaments de l'articulation scapulo-humérale, il faut, sur le vivant et sur le cadavre, distinguer les mouvements qu'exécute le membre supérieur dans l'articulation scapulo-humérale, de ceux qui ont pour origine un mouvement de bascule de l'omoplate. Quand le bras, par exemple, dans l'élévation arrive à la voûte acromio-coracoïdienne, l'omoplate exécute un mouvement de rotation qui porte son angle inférieur en dehors; pendant que le moignon de l'épaule s'élève, le bord spinal de l'omoplate s'incline de 30° en dehors; l'abaissement du membre supérieur avec adduction en avant et en arrière fait exécuter un mouvement de bascule en sens inverse à l'omoplate : le moignon de l'épaule s'abaisse, le bord spinal de l'omoplate s'incline de haut en bas et de dehors en dedans, en faisant un angle de 15° avec la verticale.

Pour étudier l'influence des différentes attitudes sur l'articulation de l'épaule, il faut donc préalablement fixer l'omoplate.

L'omoplate dans sa situation normale, le bras pendant parallèlement au tronc, a son bord spinal parallèle à la ligne des apophyses épineuses, dont elle est éloignée de 5 à 6 centim. Il faudra donc immobiliser l'omoplate dans une situation telle que son bord spinal soit vertical; dans cette situation, la cavité glénoïde regarde en dehors, la voûte acromio-coracoïdienne regarde en bas et en dehors. — Quand le bras pend verticalement en bas, c'est le tiers inférieur de la tête de l'humérus qui correspond à la cavité glénoïde; les deux tiers supérieurs de l'humérus sont recouverts par le segment supérieur de la capsule fibreuse, qui sépare cet os de la voûte acromio-coracoïdienne. On peut considérer la cavité de réception de l'omoplate comme formée par la voûte acromio-coracoïdienne et la cavité glénoïde; l'axe de cette cavité ainsi comprise passe à 4 millim. au-dessous de l'extrémité supérieure de la cavité glénoïde; sa direction est oblique de haut en bas et de dedans en dehors. Cet angle est d'environ 115° avec la verticale: c'est exactement l'angle que le col de l'humérus fait avec le corps de cet os.

La voûte acromio-coracoïdienne déborde en haut et en dehors le plan de la cavité glénoïde. L'humérus est relié au pourtour de la cavité glénoïde par un manchon fibreux dont la longueur très-considérable permet des mouvements très-étendus, sans mettre en jeu la tension des ligaments. Les ligaments ne contribuent nullement à la solidité de l'articulation; quand la tête n'a pas d'autres soutiens, elle abandonne le fond de la cavité de réception de l'omoplate et s'en écarte de 11 millim. C'est surtout la tonicité musculaire qui maintient fortement appliquée la tête de l'humérus sur le fond de la cavité glénoïde. La pesanteur tend sans cesse à entraîner en dehors la tête de l'humérus, mais les muscles sus-épineux, sous-épineux, petit rond, sous-scapulaire, etc., jouent ici le rôle de ligaments actifs. Dans la position pendante du bras, la tête de l'humérus correspond à la voûte acromio-coracoïdienne et à la cavité glénoïde, la capsule se dirige directement du pourtour de la cavité glénoïde sur le pourtour du col de l'humérus; les mouvements qui portent l'humérus, soit en avant, soit en arrière, ne se produisent que grâce à une certaine torsion de la capsule. Les mouvements en avant ont un peu plus d'étendue que les mouvements en arrière, la position moyenne laisse l'humérus dans un léger degré de rotation en avant: c'est la position que cet os prend sous l'influence de la pesanteur, en l'absence de toute contraction des muscles du membre supérieur.

Si l'on élève le bras de la position pendante en le portant directement en haut et en dehors, on voit que cette élévation est limitée en haut par la rencontre de l'humérus et de la voûte acromio-coracoïdienne, sous un angle d'environ **125°**, avec une ligne verticale passant par l'articulation. La tête de l'humérus subit une évolution qui porte ses deux tiers inférieurs en de-hors de la cavité de réception de l'omoplate; dans cette position, le segment inférieur de la capsule de l'articulation est légèrement tendu, le mouvement d'abaissement de l'humérus ne tend pas le segment supérieur de la capsule, le bras rencontre presque aussitôt le tronc, la position moyenne entre ces deux limites de-vrait être sous un angle d'environ **62°**. Cette position, qui relâ-cherait également la capsule en haut et en bas, n'est pas la po-sition moyenne pour la synoviale. Cette position serait utile pour le relâchement de la capsule, si celle-ci ne présentait pas une longueur plus que suffisante pour suffire au-delà aux mou-vements les plus ordinaires, et si le manchon fibreux avait les mêmes dimensions en haut et en bas. Mais nous savons que le ligament capsulaire est assez long en haut pour n'être pas tendu dans la position pendante du bras. La longueur du ligament capsulaire dans ce sens est due au rôle spécial qu'il joue dans cette articulation.

Dans l'articulation scapulo-humérale, les ligaments ont un rôle qu'ils n'ont pas en général dans les autres articulations; ils remplacent en partie la cavité de réception sous la voûte acromio-coracoïdienne.

C'est quand le bras est pendant que la capsule va le plus di-rectement du pourtour de la cavité glénoïde sur le col de l'hu-mérus; la capsule n'est point tordue, et toute la surface articu-laire humérale correspond à la cavité de réception de l'omoplate. Je considère cette position comme répondant aux conditions d'une position moyenne pour cette articulation.

Articulation coxo-fémorale. — Si l'on dissèque l'articula-tion coxo-fémorale et que l'on fasse exécuter au fémur des mou-vements de flexion et d'extension, on voit que ces mouvements se combinent avec des mouvements de rotation du fémur autour de son axe. Dans la flexion, le fémur se rapproche de l'épine iliaque antérieure et supérieure, mais le petit trochanter subit une évolution qui le porte de dedans en avant, tandis que le grand trochanter subit une évolution opposée qui le porte de dehors en arrière; en même temps que la capsule fibreuse de l'articulation se relâche en avant, elle se tend en arrière; enfin, elle se tord sur elle-même en relâchant le ligament de Bertin et tendant les faisceaux qui de la partie supérieure et interne de la cavité cotyloïde se portent vers le petit trochanter. La flexion se combine en même temps avec un certain degré d'abduction.

Le mouvement inverse se produit dans l'extension, la capsule se relâche en arrière et se tend en avant, le ligament de Bertin est fortement tendu; la jambe exécute un léger mouvement de rotation suivant l'axe qui porte la pointe du pied en dehors, le petit trochanter en avant, le grand trochanter en arrière.

MM. Ferdinand Martin et Collineau ont beaucoup insisté pour montrer l'influence des attitudes dans la flexion, l'extension et la demi-flexion, sur le degré de torsion et de relâchement de la capsule fibreuse péri-articulaire. Ces auteurs font remarquer la tension et l'enroulement spiroïde des fibres du ligament de Bertin dans l'extension; ils montrent le relâchement de ces fibres dans la demi-flexion, combiné avec un certain degré d'abduction; dans cette attitude, les faisceaux ligamenteux tendent à devenir parallèles à la direction de l'axe du col fémoral; l'extension forcée tend et tord les fibres antérieures de la capsule. Quant aux faisceaux postérieurs, dans l'extension leurs fibres sont tendues, et tordues de haut en bas et de dedans en dehors; la demi-flexion les relâche et tend à les détordre; ces fibres deviennent rectilignes et parallèles entre elles et à l'axe du col du fémur. La flexion et l'extension enfin tendent et tordent en sens inverse les faisceaux ligamenteux antérieurs et postérieurs. La flexion modérée met les ligaments dans le relâchement, rapproche leur direction générale du parallélisme avec celle que présente l'axe du col fémoral : en un mot, fait cesser leur disposition spiroïdale.

On sera frappé, disent MM. Martin et Collineau, de l'analogie qui existe entre les modifications que font subir aux faisceaux fibreux de la face antérieure et de la face postérieure à la capsule orbiculaire, les diverses attitudes imprimées à la cuisse. Dans

Pl 7

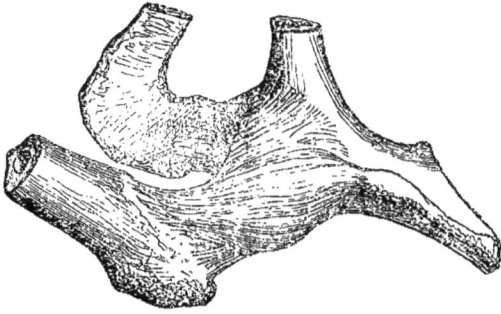

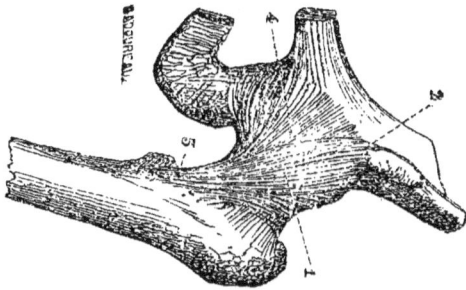

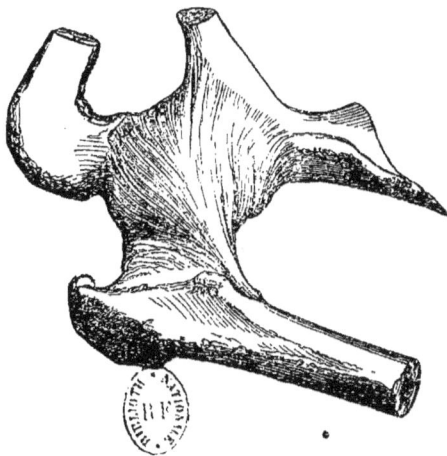

Impr. Dejey & Cie.

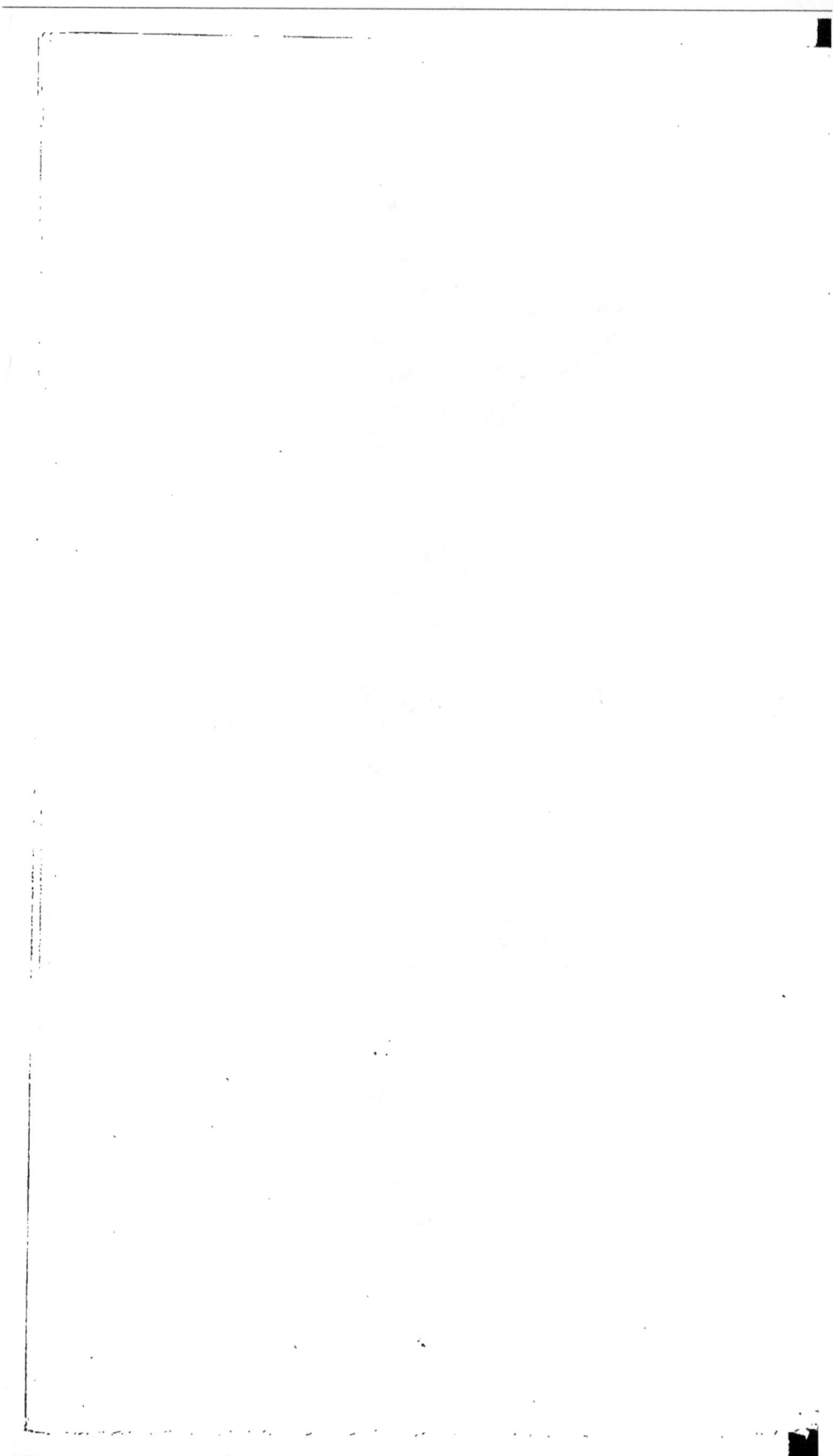

l'extension, ces faisceaux fibreux sont tendus et dirigés obliquement par rapport au col du fémur, contournés sur eux-mêmes
à la manière d'une spire. La flexion modérée les met dans le relâchement, rapproche leur direction générale du parallélisme avec
celle que présente l'axe du col fémoral; en un mot, fait cesser
leur disposition spiroïdale : la flexion complète leur rend les
attributs qu'ils offraient dans l'extension. Fortement tendus et
tordus sur eux-mêmes, obliques mais en sens inverse par rapport
à l'axe du col fémoral, ils brident puissamment cette portion
de l'extrémité osseuse, et limitent bientôt d'une manière absolue
cette attitude forcée du membre.

J'ai constaté, comme MM. Martin et Collineau, le relâchement
et le parallélisme des fibres dans la demi-flexion, mais je ne saurais
admettre avec lui la tension du segment antérieur de la capsule
dans la flexion forcée, et du segment postérieur dans l'extension.

Si l'on fait exécuter des mouvements de circumduction au
fémur autour de la cavité cotyloïde, on voit qu'en passant de la
flexion à l'adduction et à l'extension, le petit trochanter décrit
un arc de cercle dont l'axe est à l'articulation, et qui passe par
l'épine iliaque antérieure et inférieure, l'éminence iléo-pectinée et
l'ischion.

En passant de l'extension à l'abduction, le petit trochanter
décrit un arc de cercle dont l'axe est en arrière de la cavité cotyloïde; il se porte de l'ischion à l'épine iliaque, tandis que
le grand trochanter oscille en sens inverse; le fémur subit un
mouvement de rotation autour de son axe.

Les frères Weber n'attribuent à l'excursion de flexion et d'extension qu'une étendue de 86°; ce chiffre est bien au-dessous de la
réalité. Dans la flexion, l'angle que fait le fémur avec une ligne
qui va de l'épine iliaque antérieure et supérieure à l'ischion est
de 135°. Cet angle mesure l'excursion entre la flexion et l'extension. C'est sur la bissectrice de cet angle que nous trou-
vons la position moyenne pour le ligament capsulaire de l'articulation coxo-fémorale; c'est sous un angle 67° 1/2, avec la
ligne iléo-ischiatique qui nous a servi de point de repère. L'angle
que fait le fémur dans la position moyenne pour les ligaments

avec un plan horizontal sur lequel repose le corps est de 47° 1/2.
La ligne ilio-ischiatique est elle-même inclinée de haut en bas,
d'arrière en avant, de 20° sur ce même plan. Dans la flexion maximum, le fémur ne se fléchit pas au-delà d'un angle de 45°
avec la ligne ilio-ischiatique, ce qui correspond à une flexion de
65° avec un plan horizontal; sur le cadavre, on peut augmenter
la flexion de 5°. Si l'on opère sur une articulation disséquée, la
flexion peut gagner une trentaine de degrés, l'extension ne
change pas.

Si l'on examine la direction du fémur, le corps placé sur un
plan horizontal, les deux fémurs rapprochés sur la ligne médiane, on peut voir que dans cette position le fémur ne repose que
par la face postérieure de ses condyles sur le plan horizontal ; le
bassin repose sur ce même plan par la face postérieure du sacrum.
Si l'on réunit par une ligne droite l'axe de la cavité cotyloïde avec
le point de contact du fémur avec le plan horizontal, cette ligne
fait avec ce plan un angle de 20°, qui est sur le prolongement de
la ligne ilio-ischiatique.

L'axe de la cavité cotyloïde fait, avec le point de contact du
sacrum avec le plan horizontal, un angle de 85°.

Il résulte de cette situation que, dans le décubitus dorsal, le
corps étant maintenu dans un plan horizontal, l'articulation coxo-
fémorale sera dans l'extension ; le bassin étant fixé par le poids
du corps, le poids du membre inférieur agissant dans le sens de
l'extension, la paroi antérieure du ligament capsulaire sera tendue.

Au point de vue des ligaments, cette position n'est donc pas
la position moyenne de l'articulation. Il suffit d'observer nos
attitudes pour voir que nous ne pouvons ordinairement trouver
le repos en nous couchant sur un plan horizontal et résistant ;
nous nous inclinons ordinairement dans le décubitus latéral et
dans un certain degré de flexion pour trouver le repos et le
sommeil.

Quand nous sommes couchés dans le décubitus dorsal, dans
un lit, le plan sur lequel nous sommes couchés est loin d'être
horizontal; à moins que le lit ne soit très-dur, nous faisons creux
sous le sacrum et le talon; le lit remonte, en vertu de son élasti-

Pl. 8.

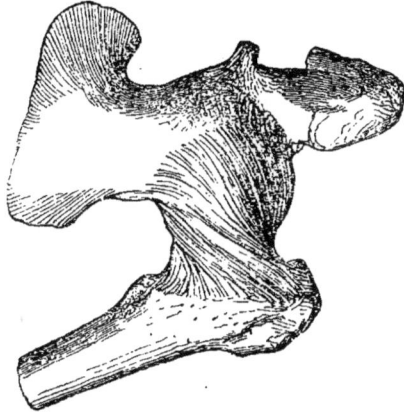

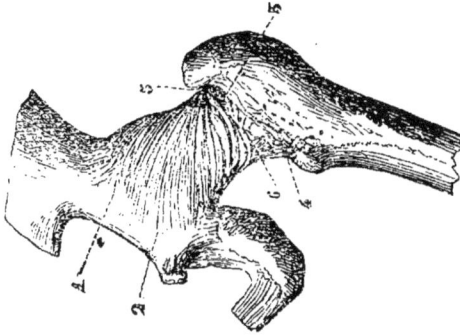

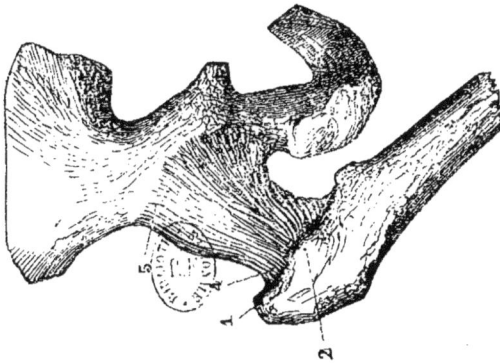

Impr. Dejey & Cie,

cité, sous le genou, qu'il élève en flexion, en même temps que l'articulation coxo-fémorale est légèrement fléchie.

Du reste, nous ne conservons pas longtemps le décubitus dorsal; le décubitus latéral avec flexion moyenne de l'articulation coxo-fémorale est une des attitudes les plus fréquentes pendant le sommeil.

Si l'on réunit les deux ischions avec une ligne droite, que l'on fasse passer un second plan par les épines iliaques antérieure et supérieure, on voit que la distance des deux ischions est à peu près la moitié de la distance des deux épines iliaques antérieure et supérieure. Les deux ischions et les deux épines iliaques sont dans un même plan. Dans la station debout, la ligne qui réunit l'épine iliaque à l'ischion d'un même côté est une ligne oblique de haut en bas et de dehors en dedans; cette ligne représente l'inclinaison des parois du bassin. La ligne bi-ischiatique, la ligne qui réunit les deux épines iliaques antérieure et supérieure, les lignes qui réunissent les épines iliaques aux ischions, limitent un trapèze dont les côtés sont inclinés de 69° sur la ligne qui réunit les deux épines iliaques. Si l'on place un fil à plomb sur l'épine iliaque antérieure et supérieure dans la position debout, les parois du bassin feront, avec la direction de la verticale, un angle de 21°. Dans la station debout, le fémur vient s'articuler par son col avec les parois latérales du bassin, un peu au-dessous de la ligne ilio-ischiatique, un peu plus près de l'ischion que de l'épine iliaque antérieure et supérieure; l'axe de la cavité cotyloïde est à 9 cent. de l'ischion, tandis que ce même axe est éloigné de 10 centimètres de l'ilion. Dans la station debout, le poids du corps se transmet du bassin au col du fémur à peu près sur le milieu de la ligne ilio-ischiatique sous un angle de 70°; le col du fémur est lui-même incliné de 135° sur le corps de cet os. Dans la station verticale, le membre inférieur est dans l'extension. La tête du fémur ne correspond point à l'axe de la cavité cotyloïde; un quart environ de la tête du fémur, dans sa portion encroûtée de cartilage, abandonne la cavité cotyloïde et se met en rapport en avant avec le ligament capsulaire, qui est tendu; le col du fémur arc-boute contre le segment inférieur du bourrelet cotyloïdien; le segment de sphère mis à découvert a 23 millimètres dans la direction de l'axe du col; la corde du segment de sphère ainsi mise à découvert mesure 63 millimètres.

Le segment antérieur du ligament capsulaire est donc fortement tendu, ainsi que le faisceau de renforcement, le ligament de Bertin.

Pour rechercher l'excursion du fémur sur le bassin, j'ai fait évoluer le fémur de l'extension vers la flexion extrême, en expérimentant, soit sur le vivant, soit sur un cadavre, le corps reposant dans le décubitus dorsal sur un plan horizontal. J'ai pris pour point de repère la ligne ilio-ischiatique, autour de laquelle le fémur exécute son mouvement de l'extrême flexion à l'extrême extension. Dans l'extrême extension, la direction du fémur est exactement celle de la ligne ilio-ischiatique; dans la flexion, nous l'avons déjà vu, le fémur fait avec la ligne ilio-ischiatique un angle de 135°.

Si, pendant qu'on porte le fémur de l'extension dans la flexion, on le maintient dans un plan moyen entre l'extrême abduction et l'extrême adduction, on peut voir, si l'articulation est disséquée, que le manchon fibreux de l'articulation se relâche à peu près également dans toutes les directions. En même temps, quand on arrive sur le milieu de l'excursion de l'articulation, quand le fémur fait un angle de 67° environ avec la ligne ilio-ischiatique ou un angle de 47° avec le plan horizontal, la tête du fémur cache toute sa portion recouverte de cartilage dans la cavité cotyloïde, l'axe du col du fémur coïncidant avec l'axe de la cavité de réception du fémur. Dans cette position, on constate en même temps que les fibres de la capsule sont entièrement déroulées et qu'elles vont le plus directement possible du pourtour du bourrelet cotyloïdien au pourtour du col de fémur. Cette position est la position moyenne pour les ligaments; c'est celle qui correspond à la moitié de l'excursion de cette articulation sur le vivant.

Dans l'adduction, c'est surtout le ligament de Bertin qui est tendu; dans l'abduction, les mouvements sont limités par des faisceaux ligamenteux qui s'étendent obliquement de haut en bas et de dedans en dehors, de la partie supérieure et interne de la cavité cotyloïde vers le petit trochanter. Si l'on rompt ces ligaments, on voit que dans l'abduction le ligament rond se tend et limite le mouvement.

Pour déterminer l'excursion de l'articulation coxo-fémorale dans l'abduction et dans l'adduction dans le plan correspondant à la flexion moyenne, j'ai pris comme ligne de détermination une ligne horizontale passant par les deux ischions. Le maximum d'adduction est obtenu dans le croisement des jambes, la cuisse moyennement fléchie; les deux fémurs forment avec la ligne bi-ischiatique un angle de 60°.

Dans l'abduction, les fémurs s'écartent sous un angle de 180° en dehors chez un homme, et de 160° chez la femme, ce qui fait, comme excursion de l'abduction à l'adduction, un angle de 90°. Mes recherches m'ont donné sur ce point les mêmes résultats que les frères Weber; la position moyenne entre l'abduction et l'adduction sera donc obtenue quand le fémur fera avec la ligne bi-ischiatique un angle obtus de 105°, ce qui revient à porter le fémur en dehors, jusqu'à ce qu'il fasse avec le plan médian du corps un angle de 15°.

C'est donc, en résumé, sous un angle de flexion d'environ 47° avec le plan horizontal sur lequel est couché le corps, et dans une abduction de 15° avec le plan vertical passant par la cavité cotyloïde, que les ligaments de l'articulation coxo-fémorale sont dans leur position moyenne.

Cette position se rapproche beaucoup de la position moyenne de la synoviale, que l'on obtient sous un angle de flexion de 40° avec un plan horizontal; l'abduction moyenne pour les ligaments est un peu moins considérable que pour la synoviale.

Il résulte, de l'ensemble de mes recherches sur l'influence de l'attitude sur la tension des ligaments, que la position moyenne pour les ligaments articulaires est à peu de chose près la même que la position moyenne pour la synoviale; la tension des ligaments repousse les culs-de-sac synoviaux : il n'est donc pas étonnant que la capacité de l'articulation atteigne sa plus grande

étendue dans le relâchement moyen des différents groupes ligamenteux péri-articulaires. Nous avons démontré expérimentalement, pour chaque articulation, les limites extrêmes de l'excursion
des leviers osseux ; sur le vivant, à l'état physiologique, la tension des ligaments n'est pas ordinairement mise en jeu pour
limiter les mouvements.

Les muscles, les aponévroses limitent certains mouvements
avant que la tension des ligaments ne puisse être mise en jeu ;
quelquefois les muscles opposent un obstacle mécanique au mouvement des leviers en comblant l'espace compris dans leur angle
de flexion ; l'amplitude des mouvements est bien plus grande sur
une articulation disséquée que sur le vivant et sur le cadavre.
Ce n'est qu'après avoir vaincu la résistance des muscles que
dans certains mouvements forcés les ligaments sont tendus; les
tiraillements que subissent alors les ligaments sont très-dou-
loureux.

L'âge et les exercices gymnastiques peuvent servir à étendre
le champ de l'excursion des leviers osseux ; l'immobilité entraîne
la rétraction des ligaments, et l'exercice peut rendre aux ligaments ce que l'immobilité leur avait fait perdre. Ce n'est que par
une action lente et prolongée que ces modifications peuvent s'accomplir.

Sur un enfant de 5 ans, à la main, la flexion palmaire, qui
mesure 60° chez l'adulte, peut être portée jusqu'à 70°; la flexion
dorsale, ordinairement de 70° chez l'adulte, mesure 77°.

Au pied, la flexion dorsale, qui chez l'adulte est d'environ 25°,
mesure 17° chez l'enfant ; la flexion plantaire, qui mesure 120°
chez l'adulte, mesure 150°; la flexion du coude, qui se fait chez
l'adulte sous un angle de 35°, permet chez un enfant un angle
de 27° ; enfin la flexion du genou, qui mesure comme limite chez
l'adulte 35°, se fait sous un angle de 25° chez l'enfant.

Les enfants qui sont formés de bonne heure aux exercices
gymnastiques peuvent acquérir pour plus tard une souplesse considérable dans leur articulation ; chez eux, l'excursion des leviers
osseux peut devenir très-considérable : les acrobates, les sal-
timbanques parviennent à leurs tours extraordinaires par l'exer-

cice des articulations chez les enfants. Toutefois, quelles que soient les limites variables de l'excursion des leviers, la position moyenne à l'état physiologique reste la même.

Bonnet a montré par ses recherches toute l'utilité des mouvements pour le rétablissement des fonctions des articulations. La souplesse des ligaments, même à l'état physiologique, ne peut être maintenue que par un exercice continu. L'excursion d'une articulation qui ne fonctionne pas tend à diminuer, et, si l'immobilité est complète, une articulation saine peut même s'ankyloser. Quelle que soit l'attitude des membres, l'immobilité prolongée des articulations déterminera la rétraction des ligaments relâchés ; l'attitude moyenne n'a pas plus de priviléges que les autres, à ce point de vue. Nos recherches nous permettent de déterminer des positions moyennes où tous ces ligaments sont également relâchés ; ce sont ces positions qui sont les positions de repos pour les ligaments.

INFLUENCE DES ATTITUDES DES MEMBRES

SUR

LES MUSCLES, LES APONÉVROSES, LA PEAU

QUI ENTOURENT LES ARTICULATIONS.

Les muscles qui entourent les articulations peuvent être rangés en deux groupes : ceux qui s'étendent seulement entre les deux segments osseux qu'ils sont destinés à mouvoir ; ceux qui, prenant un de leurs points d'insertion sur un des leviers osseux, franchissent l'autre levier pour aller prendre leurs insertions sur un autre point du squelette. Il est certain que ceux qui ne s'étendent qu'entre deux leviers osseux seront seulement influencés par les attitudes de l'articulation autour de laquelle ils sont placés ; pour les autres muscles, leur action sera plus complexe, ils seront influencés par les attitudes des leviers de plusieurs articulations.

C'est au premier de ces groupes qu'appartient par exemple le muscle poplité dans l'articulation du genou, ainsi que la courte portion du biceps, les portions vaste externe et vaste interne du triceps ; le deuxième groupe comprend les jumeaux et le soléaire, la longue portion du biceps, les demi-tendineux et les demi-membraneux, le couturier, le droit interne, la longue portion du biceps, etc., etc. ; il existe une certaine solidarité dans les mouvements de l'articulation du genou et dans ceux de l'articulation coxo-fémorale et du pied.

La longueur des cordes musculaires sera donc modifiée, non-seulement par les attitudes du fémur sur le tibia, mais aussi par les attitudes du pied sur la jambe, les attitudes du bassin sur la cuisse. Il faut savoir tenir compte de ces connexions éloignées pour pouvoir s'expliquer l'influence de l'immobilisation des articulations voisines de l'articulation malade dans le traitement des maladies articulaires.

L'immobilisation du pied et de l'articulation coxo-fémorale seront utiles pour que l'immobilité soit assurée à l'articulation du genou. Les attitudes des membres modifient donc l'étendue qui sépare les extrémités d'insertion des muscles.

Sur le cadavre, en l'absence de toute contraction, les muscles groupés autour des articulations limitent les attitudes extrêmes des leviers. Après avoir mesuré l'excursion de deux leviers osseux, si on vient à sectionner tous les muscles qui entourent une articulation, on peut constater que l'excursion des deux os a de beaucoup augmenté. J'ai soumis à cette expérience la plupart des grandes articulations. Pour la main, la flexion palmaire qui était de 60° augmente dans une proportion considérable, elle se fait sous un angle de 80° ; la flexion dorsale gagne proportionnellement beaucoup plus; elle était de 70° avant la section des muscles, elle est de 90° après leur section.

Pour le pied, la flexion se faisait sur le cadavre sous un angle de 60°, elle peut se faire sous un angle de 42° après la section des muscles; l'extension de la jambe sur le pied, qui ne peut se produire que sous un angle de 120°, peut atteindre 130° après la section des muscles.

Les muscles mettent donc les ligaments à l'abri des tiraillements que produisent les attitudes extrêmes, ils limitent certaines attitudes des membres avant que les ligaments n'entrent en jeu, ils viennent en aide à des ligaments qui seraient impuissants à limiter les attitudes des membres.

Ainsi dans les ginglymes les ligaments sont le plus souvent très-affaiblis dans le sens des principaux mouvements ; les ligaments postérieurs du genou, les ligaments antérieurs et postérieurs de l'articulation tibio-tarsienne ne sont composés que de quelques faisceaux fibreux qui doublent la synoviale : ce sont les muscles qui résistent aux attitudes extrêmes et qui arrêtent l'excursion des leviers avant que les ligaments ou les faisceaux fibreux qui se trouvent dans le sens des mouvements ne soient tendus. — Les ligaments latéraux, placés en général sur l'axe des mou-

vements, sont les plus résistants ; ces ligaments ont des faisceaux directs et des faisceaux obliques qui s'étendent du côté
de l'extension et de la flexion, et qui concourent, pour une part
importante, à limiter les mouvements. En supposant la résistance musculaire vaincue, ce sont les faisceaux obliques qui
limitent l'excursion des leviers osseux. Quant aux faisceaux directs
des ligaments latéraux, ils n'arrivent à être tiraillés que quand
la force qui fait mouvoir les leviers a triomphé, et de la résistance musculaire, et de la résistance des faisceaux obliques des
ligaments latéraux, qui se portent, soit dans le sens de l'extension,
soit dans le sens de la flexion. Ils sont également tiraillés quand,
à la suite d'un mouvement, il s'est effectué un certain glissement des surfaces osseuses qui a déplacé l'axe du mouvement.

Les muscles groupés autour d'une articulation peuvent opposer
un obstacle direct au mouvement des membres en venant s'inter-
poser dans l'angle que les leviers tendent à former en se rapprochant. Dans l'articulation du genou, la flexion se fait sur le
cadavre sous un angle de 37°; si on enlève les muscles placés dans
le sens de la flexion, on peut rapprocher les leviers osseux sous
un angle de 30°; les muscles extenseurs n'opposent aucun
obstacle au rapprochement des membres jusqu'à ce point.

Pour l'articulation du coude, l'expérience nous montre que
l'on ne peut pas fléchir l'articulation au-delà de 35°, que
l'on fasse l'expérience sur un cadavre avant toute dissection ou
après avoir disséqué les muscles ; ici les muscles n'agissent plus
pour limiter les mouvements. On peut voir que c'est par la rencontre du bec de l'olécrâne et l'apophyse coronoïde avec les
cavités sus-olécrânienne et sus-coronoïdienne de l'humérus que
les mouvements de flexion et d'extension sont limités.

Si nous expérimentions pour les muscles comme pour les ligaments, après avoir porté les leviers aux limites extrêmes de leur
excursion, il nous resterait à chercher une position moyenne entre
ces deux limites correspondant au relâchement moyen des groupes opposés des muscles placés autour des articulations. Nul
doute que ce ne fût encore sur le milieu de l'excursion des
leviers qu'on ne dût trouver la position moyenne.

Sur le vivant, les muscles ne sont jamais relâchés ; en vertu de leur tonicité, ils s'adaptent à la longueur variable qui sépare leurs deux insertions fixes, et ce n'est qu'aux limites extrêmes que la tonicité musculaire se trouve vaincue par la force qui tend à allonger le muscle en mettant en jeu son élasticité et sa résistance.

Il n'existe donc pas de position moyenne pour les muscles correspondant à celles que nous avons déterminées pour les ligaments ; tant que le muscle n'est pas porté dans ses limites extrêmes d'extension, tant que l'écartement de ses insertions fixes ne met pas en jeu son extensibilité, le muscle est dans un repos relatif, il est seulement sous l'influence de la contraction tonique. Aussi pouvons-nous, quand notre corps est soutenu sur un plan horizontal, prendre sans fatigue des attitudes variées entre les limites extrêmes des mouvements. Le repos du muscle n'est obtenu que par les appareils inamovibles, qui rendent inutile toute contraction en soutenant nos membres.

En se plaçant à un autre point de vue, on pourrait rechercher l'influence que l'attitude peut avoir sur les muscles en modifiant la direction suivant laquelle s'effectuent les mouvements dans les contractions musculaires. La plupart des muscles s'insèrent d'une manière défavorable sur leurs leviers, le bras de levier de la force est comparativement plus petit que le bras de levier de la résistance. Les muscles sont couchés parallèlement aux leviers qu'ils doivent mouvoir. Le renflement des os au niveau des articulations sert bien à compenser, dans une certaine limite, cette disposition défavorable ; malgré cela, il est bien certain qu'il est des attitudes qui nuisent à l'action des muscles et qui nécessitent un déploiement de forces très-considérable pour un mouvement relativement peu étendu. Si nous prenons par exemple les muscles fléchisseurs de la jambe, ils seront dans une attitude très-défavorable au mouvement de flexion quand la jambe sera dans l'extension complète sur la cuisse ; mais si la contraction musculaire parvient à déplacer le levier osseux, à l'incliner dans le sens de la flexion, à mesure que l'inclinaison se rapprochera de l'angle droit l'insertion inférieure deviendra de plus en plus favorable pour le rapprochement des leviers dans le sens de la flexion.

Dans la contraction musculaire, lorsque les leviers sont parallèles, une partie de la force est perdue pour le rapprochement
des surfaces articulaires. A mesure que les leviers s'inclinent, la
force perdue pour la coaptation des surfaces osseuses diminue,
et toute la force vient s'utiliser pour le déplacement des leviers.
Le parallélisme des leviers est favorable à l'immobilisation des
membres; l'inclinaison est au contraire favorable au déploiement
de la vitesse dans les mouvements.

Si l'on compare entre eux les squelettes des animaux, on
peut voir que chez ceux dont l'allure est la plus rapide les
leviers osseux sont naturellement inclinés les uns sur les autres;
les insertions musculaires y étant plus favorablement dispo-
sées, ils peuvent plus facilement se déplacer. Le squelette du
cerf nous présente un exemple frappant de cette disposition
inclinée des leviers : le fémur et l'humérus sont placés obliquement, par rapport au tibia et au péroné, au radius et au cubitus,
et l'axe de ceux-ci forme également un angle avec l'axe des
os du pied. Chez l'éléphant, au contraire, la direction de
toutes ces pièces est à peu près la même, et elles forment par
leur juxtaposition une colonne presque droite. Cette disposition
est en rapport avec le rôle principal des extrémités; chez les
animaux de grande taille, les membres ont une disposition favorable pour maintenir le poids énorme du corps.

Les mouvements qu'effectuent les membres dans les articulations sont dus à la contraction volontaire ou réflexe des muscles.
Dans les ginglymes, les mouvements de flexion et d'extension,
par exemple, sont dus aux groupes des muscles extenseurs et fléchisseurs. Il est à remarquer que les mouvements directs ne sont
jamais que le résultat d'actions opposées qui se modifient réciproquement, et le levier osseux se meut suivant la résultante des
forces qui sollicitent en sens inverse le membre. Les différents
groupes de fléchisseurs sont, les uns adducteurs et les autres
abducteurs, les deux actions opposées et contraires se détruisent,
et la flexion directe est le résultat de l'action de ces muscles.
J'aurais beaucoup d'exemples de ce mécanisme à citer. La
flexion de l'avant-bras sur le bras est le résultat de la contrac-

tion oblique en bas et en dehors du biceps et de la contraction oblique en bas et en dedans du brachial antérieur. Il n'existe pas de muscles exclusivement adducteurs et abducteurs; l'abduction et l'adduction résultent de la contraction simultanée des faisceaux abducteurs situés du côté de la flexion et de l'extension.

Il existe encore dans les contractions musculaires un antagonisme entre les muscles qui sont destinés à mouvoir des leviers en sens opposés. Quand les muscles fléchisseurs se contractent, les extenseurs ne sont pas inactifs, ils cèdent progressivement à l'action des fléchisseurs ; par leur tonicité musculaire, ils jouent le rôle de modérateurs. D'autres muscles contribuent encore à ce mouvement : ce sont les muscles adducteurs et abducteurs que Winslow a désignés sous le nom de muscles directeurs du mouvement; la tonicité musculaire suffit seule à ce rôle. Les mouvements les plus simples nécessitent l'action simultanée et harmonique de tous les groupes musculaires placés autour de l'articulation. L'antagonisme entre les muscles pronateurs et supinateurs, ceux qui font exécuter des mouvements de rotation en sens inverse, existe partout.

Les attitudes des membres sont plus ou moins favorables à l'action de tel ou tel groupe musculaire. Quand la main est dans la flexion, les muscles extenseurs sont dans des conditions favorables pour mouvoir les leviers osseux, l'extension est favorable aux mouvements des fléchisseurs. Si nous voulons fléchir notre bras avec force, nous plaçons préalablement nos membres dans un certain degré d'extension. C'est ainsi que les différentes attitudes des membres sont plus ou moins favorables à tels ou tels groupes musculaires.

La tonicité des muscles maintient la coaptation des surfaces articulaires, ils viennent en aide à la pression atmosphérique, qui serait impuissante à maintenir toute seule les surfaces articulaires au contact. Certaines directions des leviers favorisent cette action des muscles. Nous avons déjà vu que, par exemple, quand les muscles sont parallèles aux leviers qu'ils doivent mouvoir, toutes leurs forces sont utilisées en force de coaptation. Le maintien du membre dans une attitude donnée présente d'autant plus de difficulté que les membres forment entre eux un angle se rapprochant davantage de l'angle droit.

C'est la tonicité qui suffit à maintenir les attitudes des membres ; la contraction musculaire agit pour déplacer les leviers, en rompant l'équilibre qui s'était établi entre l'action tonique des différents groupes musculaires ; la volonté n'intervient que pour modifier les attitudes quand le poids des leviers n'est pas de nature à nécessiter un déploiement de force supérieur à celui que peut produire la tonicité musculaire. L'immobilité, dans ces conditions, est le résultat de la mise en jeu de forces musculaires opposées et contraires qui s'entre-détruisent.

Il est certains muscles qui sont presque partout placés d'une manière défavorable sur les leviers qu'ils doivent mouvoir, les muscles extenseurs de la cuisse et du bras par exemple. Dans ces cas, leur développement musculaire vient en partie compenser leur situation défavorable. Weber a comparé le poids des muscles des différents groupes du membre inférieur. L'auteur conclut de ses recherches que le poids des extenseurs de la jambe est le double de celui des fléchisseurs.

Le maintien prolongé de certaines attitudes détermine avec le temps des phénomènes de rétraction des muscles ; des phénomènes analogues se passent en même temps du côté du ligament, mais l'immobilité a bien plus d'action pour rétracter les muscles que pour modifier les autres éléments groupés autour de l'articulation. Les attitudes vicieuses qui sont le résultat d'une immobilité prolongée, tiennent surtout à la rétraction musculaire.

Bonnet a montré qu'on arrivait à modifier avec facilité la plupart des attitudes vicieuses de ce genre, en sectionnant préalablement les muscles. L'opération du pied bot, qui se pratique tous les jours, nous montre qu'après avoir vaincu la résistance du tendon, le ligament n'offre pas de résistance sérieuse au redressement du membre. Le redressement du pied bot n'est pas ordinairement accompagné des accidents qui caractérisent l'entorse.

En résumé, les attitudes des membres ont une influence variable sur les muscles. Certaines attitudes sont plus favorables aux contractions musculaires, aux déplacements des leviers. D'autres attitudes sont favorables à la coaptation des surfaces articulaires, au maintien des attitudes des membres, à l'immobilité des articulations. Les attitudes extrêmes, après avoir vaincu la contraction tonique des muscles, mettent en jeu leur élasticité, pour limiter les mouvements articulaires. Dans les mouvements ordinaires, les muscles s'adaptent à la longueur que leur donne l'attitude dans laquelle on les place, ce qui fait qu'on ne peut pas déterminer ici la position moyenne, comme pour des organes passifs, les ligaments par exemple. Cette circonstance fait que les muscles sont toujours prêts à mouvoir les leviers à l'instant où la volonté les commande.

Les aponévroses forment des enveloppes aux segments entiers des membres; elles se prolongent d'un segment sur le segment voisin en enveloppant les articulations; de ces aponévroses d'enveloppe se détachent des cloisons qui viennent limiter des loges dans lesquelles se meuvent les muscles. Les gaînes aponévrotiques maintiennent la direction des muscles, elles se prolongent sur leurs tendons, elles se prêtent aux variations de longueur que nécessite la contraction musculaire; elles réagissent sur les muscles quand la contraction cesse pour leur faire prendre leur forme primitive. Les aponévroses concourent à limiter les mouvements extrêmes, comme les ligaments; elles se relâchent moyennement dans une position qui correspond à la moitié de l'excursion que les membres peuvent exécuter dans les articulations.

Dans certaines régions, les aponévroses jouent un rôle important pour limiter les mouvements. Les aponévroses plantaire et palmaire limitent les mouvements au pied et à la main; la rétraction de ces aponévroses peut donner lieu à des attitudes vicieuses auxquelles on remédie par la section sous-cutanée.

La peau se moule sur l'aponévrose, elle se prête facilement aux mouvements; pourtant, dans certaines régions, on trouve des plis de flexion, ce qui indique que dans ces mouvements la peau a une longueur plus que suffisante, due au changement d'attitude des membres.

Je n'insisterai pas sur l'influence de l'attitude des membres sur la peau, attendu qu'à l'état physiologique sa longueur et son élasticité permettent tous les mouvements articulaires sans les limiter. Elle concourt à l'union des segments entre eux, elle bride les tissus sous-jacents.

Le tissu cellulaire vient combler tous les interstices que laissent entre eux les différents organes ; il entoure les vaisseaux et les nerfs, il forme des gaînes dans lesquelles ces organes sont à l'abri des tiraillements que pourraient déterminer les différentes attitudes des membres.

Certaines attitudes peuvent gêner la circulation par la compression des vaisseaux entre différents plans musculaires ou fibreux. D'autres attitudes des leviers osseux mettent au contraire les vaisseaux dans le relâchement, et, si cette attitude se prolonge, il peut s'ensuivre une diminution de longueur analogue à celle des muscles ; le retrait des vaisseaux peut exposer ces organes à des ruptures dans le redressement brusque des ankyloses.

En résumé, dans leur ensemble, les parties molles qui entourent les articulations subissent l'influence des différentes attitudes des membres. Les positions extrêmes relâchent complétement les parties molles, qui sont dans un sens au détriment de celles qui occupent une position opposée, mais les attitudes moyennes sont toujours celles qui sont également éloignées des attitudes extrêmes.

INFLUENCE DES ATTITUDES DES MEMBRES

SUR

LES RAPPORTS DES LEVIERS OSSEUX.

En examinant les surfaces osseuses qui concourent à former les diarthroses, on est frappé de l'inégalité d'étendue des surfaces qui doivent se mouvoir l'une sur l'autre dans les articulations; l'une d'elles, la plus étendue, est convexe, l'autre est concave. Dans les différentes attitudes des membres, la surface concave se trouve en rapport avec des points différents de la surface convexe et une partie plus ou moins considérable de la surface osseuse la plus volumineuse est libre de tout contact osseux pendant la durée de l'excursion. En général, les deux surfaces qui glissent réciproquement l'une sur l'autre appartiennent à une courbe sphérique ou cylindrique décrite avec le même rayon; il résulte de ce fait que les surfaces osseuses se correspondent aussi exactement dans l'extrême flexion comme dans l'extrême extension ou dans la position moyenne.

J'ai fait de nombreuses recherches sur les rapports des surfaces courbes articulaires, et j'ai toujours trouvé, comme les frères Weber, un rapport parfait entre les deux surfaces destinées à glisser l'une sur l'autre dans les articulations.

Kœnig, dans un travail publié en novembre 1873[1], a cru pouvoir affirmer qu'il n'en était pas ainsi pour l'articulation coxo-fémorale. Cet auteur paraît se baser sur ce qu'il a trouvé une couche de synovie congelée s'étendant entre ces surfaces osseuses. D'après ses mesures, les extrémités osseuses en regard (tête fémorale d'une part, et partie externe de la cavité cotyloïde d'autre

---

[1] Deutsche Zeitschrift f. Chirurgie, III, nos 3 et 4, 10 nov. 1873. *Études sur le mécanisme de l'articulation coxo-fémorale et déductions physiologiques et pathologiques;* par Kœnig, analysé par H. Thorens : *Revue des Sciences médicales.* de Georges Hayem. 15 juillet 1874.

part) sont bien des surfaces sphériques, mais le rayon de la
sphère fémorale est plus court de 2 millim. environ que celui de
la sphère cotyloïdienne. L'auteur conclut, de cette inégalité de
diamètre, à l'absence de contact de la tête du fémur et de la
cavité cotyloïde dans l'extension simple, à la nécessité d'un effort
de pression du fémur sur le bassin pour arriver à mettre au
contact un point de la sphère fémorale avec la cavité cotyloïdienne. L'auteur admet qu'une contraction musculaire peut, à
l'état pathologique, produire le même effet.

Les expériences de Kœnig ne prouvent nullement qu'il n'y
ait pas un rapport parfait entre la tête du fémur et la cavité
cotyloïde. La synovie congelée entre les deux os indique seulement que sur le cadavre l'absence de la tonicité musculaire permet au fémur de s'écarter, en vertu de son poids, du fond de la
cavité cotyloïde. Il n'est pas étonnant de voir dans ces conditions
la synovie se congeler entre les deux surfaces articulaires. Quant
aux mesures de Kœnig, je puis leur opposer les expériences de
Weber et mes recherches personnelles. Si l'on fait une coupe de
la cavité cotyloïde et de la tête du fémur sur une articulation congelée en laissant les ligaments en place, il est facile de voir avec
un compas, sur une coupe passant par l'axe du col du fémur, que
le rayon de courbure de la tête du fémur est absolument le même
que celui de la cavité cotyloïde.

En pratiquant des coupes diverses sur des sujets congelés dans
diverses attitudes des membres, on peut voir que ce qui est vrai
pour l'articulation coxo-fémorale l'est aussi pour toutes les autres
articulations.

Les différentes surfaces qui doivent glisser les unes sur les autres
dans les différentes attitudes des membres sont encroûtées de
cartilages. En examinant les surfaces osseuses, on peut prévoir
quels sont les mouvements qui pourront se produire ; la forme
et le rayon de courbure des surfaces articulaires peuvent d'avance
nous indiquer la forme des mouvements. La plupart des poulies
articulaires présentent une inégalité dans leurs bords, qui fait
prévoir le mouvement en hélice que ces leviers doivent accomplir
sous l'influence des muscles.

L'inclinaison que présentent dans leur direction réciproque les leviers, tient à la disposition des surfaces articulaires en contact. La coaptation des surfaces articulaires est due en partie à la pression atmosphérique, en partie à la contraction tonique des muscles péri-articulaires, à la tension des ligaments.

La position, en modifiant la tension des ligaments, modifie le degré de coaptation des surfaces osseuses. Le relâchement moyen de l'appareil ligamenteux péri-articulaire permet au contraire à certaines articulations des mouvements impossibles dans les attitudes extrêmes. Au genou, par exemple, dans l'extrême extension et dans l'extrême flexion, les mouvements d'abduction et d'adduction sont impossibles. Les attitudes extrêmes limitent ces mouvements et augmentent le resserrement, la coaptation des surfaces articulaires. Les membres inférieurs jouent le rôle de leviers destinés à transmettre au sol le poids du corps ; la position des leviers sera favorable à ce but, les leviers étant placés en ligne droite. Le fémur, le tibia, l'astragale et le calcanéum se trouvant sur une même ligne et leur surface réciproquement perpendiculaire, tout l'effort se transmettra sur les surfaces osseuses; les conditions de solidité seront mieux remplies dans cette position que dans toute autre.

L'obliquité des leviers, au contraire, mettra en jeu la résistance des ligaments, et le poids du corps se répartira en partie sur les os et en partie sur les ligaments articulaires et les muscles qui entourent l'article, les surfaces osseuses seront moins pressées ; mais l'articulation, pour être immobilisée, demandera le déploiement de forces musculaires considérables.

Dans les ginglymes du membre inférieur, quand les leviers osseux sont situés sur une même ligne, l'articulation est dans les conditions les plus favorables pour résister au déplacement et pour supporter le poids du corps ; mais, en revanche, cette situation fait supporter à l'os toute la pression des parties situées au-dessus de lui; l'inclinaison des leviers soustrait en partie l'os aux pressions, mais favorise le glissement des surfaces osseuses, leur déplacement. Dans les énarthroses, il existe des attitudes qui placent la tête de l'os dans l'axe de la cavité de réception, et ce sont celles qui s'opposent le mieux aux déplacements.

On peut donc se placer sous plusieurs points de vue pour apprécier l'influence de l'attitude des leviers osseux sur les articulations ; on ne peut donc pas désigner une position donnée comme réalisant toutes les conditions favorables. Nous avons vu que certaines attitudes étaient favorables à la vitesse dans les mouvements de progression, et que d'autres étaient utiles pour la solidité des extrémités quand les membres sont destinés à supporter des poids considérables ou à résister à un effort violent.

Nous avons des attitudes bien différentes dans la station debout, suivant que nous sommes au repos, ou que nous portons un poids considérable sur nos épaules, ou que nous nous préparons à recevoir un choc ou à faire un effort, ou bien que nous nous préparons à courir. Certaines attitudes sont utiles pour éviter les déplacements ; d'autres attitudes diminuent la coaptation des surfaces osseuses, et les pressions que les os supportent dans les articulations. Certaines attitudes font supporter tout le poids du corps aux leviers brisés transformés en tiges rigides; d'autres attitudes répartissent les pressions entre les muscles, les ligaments et les os.

INFLUENCE DES ATTITUDES DES MEMBRES

SUR

LES DIFFÉRENTS ÉLÉMENTS DE L'ARTICULATION.

Le but de ce travail étant la recherche de l'influence des attitudes des membres sur leurs articulations, j'ai dû soumettre tout d'abord à une étude isolée chacun des organes qui concourent à former l'articulation. Mon étude analytique a eu successivement pour objet l'influence des attitudes sur la synoviale, les ligaments, les muscles, les aponévroses, la peau et les surfaces articulaires. A l'aide de nombreuses expériences sur le cadavre et sur le vivant même, j'ai cherché à savoir quel était l'état de ces différents éléments aux différents temps de l'excursion physiologique des leviers. J'ai pu formuler, nettement je crois, une règle pour la détermination de la position moyenne de la synoviale, des ligaments, des aponévroses et de la peau. Ces organes sont dans leur état moyen de relâchement, quand les leviers qui se meuvent ont exactement accompli la moitié de leur excursion. Je ne suis arrivé à cette conclusion qu'après un grand nombre d'expériences et des mesures nombreuses.

L'influence de l'attitude sur les os et sur les muscles peut être envisagée à plusieurs points de vue, ce qui rend la solution du problème complexe. Il y a des attitudes des membres plus favorables à la solidité de l'articulation, par conséquent utiles pour éviter les déplacements des leviers osseux; dans ces positions, les surfaces sont réciproquement perpendiculaires, les leviers parallèles. Dans les positions qui correspondent, par exemple, à l'extension pour le genou, tout le poids du corps est transmis sur les leviers osseux. Ce qui est utile à la solidité de l'os peut lui devenir défavorable par les pressions que cette attitude facilite. Dans l'attitude oblique des leviers, les chances de déplacement sont plus considérables; mais dans la marche, par exemple, le poids du corps se répartit entre les os d'un côté, et les ligaments et les muscles de l'autre; un ébranlement qui se propage à travers des articulations mobiles et moyennement infléchies s'atténue d'articulation en articulation. Un exemple vulgaire fera mieux saisir la vérité de cette assertion : Si l'on saute sur les pieds, d'une très-faible hauteur, en maintenant tout le corps dans une rectitude absolue, on ressentira un violent ébranlement dans toutes les articulations et dans le crâne; il suffira de fléchir légèrement les articulations en sautant même d'une très-grande hauteur, pour ne pas ressentir de secousses. Quand nous voulons conserver sans fatigue une attitude, nous plaçons nos membres dans un certain degré de flexion. Il suffit de maintenir dans l'extension ou dans la flexion, à l'une des limites de nos mouvements, une de nos articulations, pour ressentir très-vite une fatigue, une douleur même dans l'articulation.

Quand les leviers osseux sont dans une attitude oblique, la pression que supportent les ligaments et les muscles soulage les os des pressions qu'ils auraient à supporter. Les surfaces osseuses sont resserrées dans les mouvements extrêmes, relâchées vers le milieu de l'excursion des leviers. Il résulte de ce que je viens d'exposer au sujet de l'influence de l'attitude des os sur les articulations, qu'on ne peut pas attribuer aux leviers osseux une position moyenne unique, une position de repos, qui présente à elle seule toutes les conditions favorables pour l'articulation.

Si nous nous conformions ici à la règle qui nous a servi à fixer la position de repos pour les ligaments, nous pourrions dire que, de même que la position de repos pour les ligaments est celle qui répartit la tension, l'effort nécessaire à la solidité de l'articulation, à peu près également entre les différents groupes péri-articulaires, de même la position moyenne pour les leviers osseux est celle dans laquelle les pressions qui se transmettent à travers une articulation sont réparties en partie sur les os, en partie sur les ligaments et les muscles. A l'état physiologique, c'est celle qui est la moins fatigante, c'est aussi la position dans laquelle les surfaces osseuses sont le moins serrées.

Pourtant, si nous nous plaçons à un autre point de vue, cette situation ne sera pas celle qui sera la plus favorable pour éviter les déplacements. Si nous cherchons à savoir quelle sera par exemple la position la plus utile dans le cas où nous voudrons transformer les leviers brisés qui forment nos membres en une tige rigide, soit dans l'intérêt d'un mouvement à produire, pour trouver sur les leviers des points d'appui solides, soit pour nous maintenir dans l'immobilité, nous verrons que l'attitude utile variera avec le but à atteindre. L'attitude utile pour épargner à l'os des ébranlements douloureux, ne sera plus celle qui assurera le mieux l'immobilité des leviers dans les articulations.

Ce que nous avons dit au sujet de l'attitude des muscles nous a amené à distinguer dans ces organes : d'un côté, des propriétés physiques, une certaine résistance à l'élongation, une certaine élasticité; d'un autre côté, des propriétés physiologiques, la tonicité et la contractilité volontaire ou réflexe.

Nous avons vu les attitudes extrêmes mettre en jeu la résistance physique des muscles, après avoir vaincu la contraction tonique des muscles. Nous pouvons assurer que ces positions extrêmes ne sont pas des positions de repos, leur exagération peut aboutir à des déchirures de muscles, des arrachements de surface osseuse d'insertion, des déchirures de gaînes.

Autour des articulations, le rôle des muscles est multiple ; ces organes servent alternativement à maintenir les segments osseux dans l'immobilité, tout en assurant la coaptation des surfaces articulaires ; ce sont aussi des organes de mouvement. Certaines attitudes seront utiles pour le déploiement de la force et de la vitesse dans les mouvements; d'autres rendront l'immobilité de l'articulation plus facile à obtenir.

Une balance à bras égaux, chargée de poids égaux, est en équilibre entre deux forces opposées et contraires, mais elle n'est pas en repos. Une balance à bras inégaux peut arriver au même équilibre, en compensant l'inégalité du bras de levier par des poids plus considérables sur le plateau suspendu au bras de levier le plus court. L'immobilité des articulations est obtenue par l'équilibre entre des forces opposées et contraires agissant sur des bras de leviers inégaux. Il faudrait donc se garder de con-

G

fondre l'immobilité que l'on obtient ainsi avec le repos de l'articulation.

Pourtant, au point de vue de la contraction musculaire, toutes les fois que la volonté n'aura pas à intervenir pour maintenir une attitude, toutes les fois que la tonicité musculaire suffira pour maintenir les leviers osseux, celle-ci pourra être conservée longtemps sans fatigue musculaire, à condition que la position donnée au membre ne soit pas de nature à répartir trop inégalement entre les divers groupes musculaires les efforts à produire pour maintenir leur immobilité.

L'attitude des leviers peut rendre facile la tâche de certains groupes musculaires au détriment des groupes musculaires opposés. Certaines attitudes, les attitudes extrêmes de l'excursion des leviers osseux, en supprimant certains mouvements de latéralité, peuvent laisser au repos quelques groupes musculaires qui auraient dû être mis en jeu pour obtenir l'immobilité dans toute autre position. Dans la plupart des autres attitudes, nous devons toujours nous servir de la contraction tonique des différents groupes péri-articulaires pour maintenir l'immobilité.

Il faut donc, pour mettre le muscle au repos, soutenir les leviers osseux en supprimant, autant que possible, l'intervention active des muscles. Dans ces conditions, il suffira de ne pas se placer dans les attitudes extrêmes, pour obtenir le repos des muscles, après avoir immobilisé les membres.

Il y a donc des positions utiles pour tel ou tel but à atteindre, favorables à tel ou tel système, mais il n'y a pas de positions de repos également utiles à tous les systèmes.

Bonnet, étudiant les effets que produisent les positions dans les maladies articulaires, avait émis, sous forme d'aphorisme, la proposition suivante :

Une position est utile lorsqu'elle n'entraîne la distention d'aucune partie de la synoviale et des ligaments et qu'elle n'expose à aucune luxation spontanée et qu'elle permet, dans le cas d'ankylose, l'exercice le plus facile du membre malade. La position qui, d'après Bonnet, réunit cet ensemble de conditions favorables pour le membre inférieur, consiste dans l'extension médiocre de la cuisse sur le bassin, du genou sur la cuisse: c'est la position où le pied fait en arrière un angle droit avec la jambe. C'est dans cette position, dit-il, que les fonctions du membre inférieur s'exécutent le mieux dans le cas d'ankylose; c'est dans les mêmes positions que les parties molles sont le moins distendues et les luxations le moins à craindre.

Je crois avoir démontré que la position qui relâche les parties molles favorise la mobilité et le déplacement des leviers osseux. Celles qui assurent le mieux l'immobilité des leviers osseux augmentent le degré de coaptation des surfaces osseuses, et s'accompagnent de tension de certains groupes ligamenteux.

M. le professeur Courty, dans un Mémoire très-remarquable lu à l'Association française pour l'avancement des sciences, dans sa session de 1873, tenue à Lyon, a appelé de nouveau l'attention des chirurgiens sur l'importance de l'immobilité et de l'attitude naturelle dans le traitement des maladies articulaires. Il considère certaines attitudes des membres comme utiles pour prévenir les inflammations articulaires, ou pour les guérir si elles se sont déjà produites. Je n'aborderai pas encore ce côté pratique de la question des attitudes; mais en me plaçant au point de vue purement physiologique, la lecture attentive de ce travail et mes expériences m'ont suggéré quelques objections au sujet de l'influence, sur les articulations et les organes qui les entourent, de certaines attitudes que cet éminent chirurgien désigne sous le nom d'attitudes naturelles.

M. Courty considère comme une erreur très-grave de confondre le relâchement de la jointure, la demi-flexion, avec le repos d'une articulation. Pour citer deux exemples frappants, il considère l'extension de l'articulation coxo-fémorale et du genou comme une position de relâchement, de repos, pour tous les organes qui concourent à former ces articulations. L'attitude de repos tiendrait, d'après M. Courty, à la fréquence d'un certain nombre d'attitudes pour lesquelles les ligaments et les articulations seraient pour ainsi dire façonnés, et qui seraient les seules dans lesquelles le repos de l'articulation pourrait être obtenu. Il désigne ces attitudes sous le nom d'*attitudes naturelles*. Le repos pour une articulation serait l'immobilité absolue. L'attitude naturelle mettrait l'articulation dans le relâchement; l'absence de mouvement ne constitue pas elle seule le repos d'une articulation; les conditions du repos des articulations sont dans les attitudes des membres.

« Le repos d'une articulation, dit M. Courty, c'est la position dans laquelle aucun des éléments n'entre en action, n'effectue aucun travail, et, par suite, n'éprouve de fatigue; celle où aucune distension ne s'exerce sur les tissus, celle où la pression est également répartie sur tous les points. Le repos pour une articulation n'est pas seulement et exclusivement la cessation de sa fonction ou la suspension du mouvement ; c'est, d'une part, la cessation des déplacements alternatifs en un sens ou en un autre de ses divers éléments; c'est, d'autre part, la répartition égale de toute pression ou de toute traction sur ces mêmes éléments, de manière à ce qu'aucun d'eux ne supporte un excès de pression ou de distension à son propre détriment ; c'est plutôt l'absence complète de cette pression, de cette traction, de cette distension; en un mot, de toute action mécanique sur tous ses éléments. La position qui réalise toutes ces conditions, c'est l'attitude naturelle. Dans cette position, dit-il, aucun élément de l'articulation n'est en action et n'éprouve de fatigue.»

M. Courty précise d'une manière encore plus exacte les conditions que remplit l'attitude naturelle : «Il faut, dit-il, que les surfaces articulaires se recouvrent par le plus grand nombre de points possible, que la synoviale soit également relâchée de tous côtés sans présenter ni distension d'un côté, ni plissement du côté opposé ; que les ligaments ne soient ni distendus, ni relâchés, ni tordus, mais qu'ils présentent la même souplesse dans tous les points et de tous les côtés autour de l'articulation.

» C'est seulement lorsque ces conditions sont remplies, qu'aucune portion d'os ou de cartilage n'éprouve de pression plus forte qu'une autre, qu'aucune portion de synoviale n'est distendue ni froissée, qu'aucun ligament n'est tiraillé, tandis que le côté opposé est plissé sur lui-même; enfin, que toutes les parties de l'articulation sont dans un égal et complet état de repos. »

La plupart des conditions que M. Courty exige des attitudes naturelles sont celles que l'on retrouve dans la demi-excursion des leviers osseux; il n'y a de divergence qu'au sujet de deux articulations. En examinant l'articulation coxo-fémorale et du genou dans l'extension, après avoir préalablement disséqué ces deux articulations, on peut se demander si l'extension, qui pour M. Courty est l'attitude naturelle, est bien en même temps l'attitude du relâchement?

Pour le membre inférieur, M. Courty indique comme position moyenne ou de repos, à la hanche, l'extension sur le bassin avec adduction de la cuisse. — Mes expériences m'ont montré que dans l'extension le ligament capsulaire était fortement tendu en avant et plissé en arrière, la tête du fémur en partie hors de la cavité cotyloïde; la partie postérieure du col du fémur dans l'extension butte sur le sourcil cotyloïdien en bas, la synoviale est pressée en avant et relâchée en arrière, sa capacité est diminuée. L'extension, au point de vue physiologique, ne peut donc pas être considérée comme mettant dans le relâchement tous les éléments de l'articulation. On peut discuter au point de vue clinique l'utilité et la valeur de cette attitude dans les maladies articulaires; mais au point de vue physiologique, cette attitude ne répond pas, d'après mes expériences, aux conditions que réclament une position moyenne.

C'est sous un angle de 40°, avec un plan horizontal sur lequel le corps est couché et dans une adduction de 15°, que la position moyenne physiologique, la position de relâchement, me paraît être le mieux réalisée [1].

Je ferai la même observation pour le genou. Il est facile de démontrer expérimentalement que dans l'extension complète les faisceaux ligamenteux postérieurs et les ligaments latéraux sont tendus, la synoviale comprimée en arrière, les surfaces osseuses sont fortement rapprochées. C'est sous un angle de 140° que

---

[1] C'est par erreur que, dans la première partie de ce travail, la position moyenne de la synoviale a été indiquée comme se trouvant dans une abduction de 50°; c'est 15° seulement qu'il faut lire.

les conditions d'une position moyenne sont le mieux remplies ; l'extension complète, au point de vue physiologique, ne nous paraît pas devoir être considérée comme une attitude de relâchement.

Pour l'articulation tibio-tarsienne, la position intermédiaire à la flexion et à l'extension remplit toutes les conditions du relâchement, et c'est celle que M. Courty désigne comme attitude naturelle. J'ai démontré que cette position correspondait avec la demi-excursion des leviers sur le vivant, le tibia se portant dans la flexion et l'extension en deçà et au-delà de l'angle droit d'un même nombre de degrés.

A l'épaule, M. Courty indique l'adduction, le coude rapproché du thorax sans le toucher. C'est aussi la position qui correspond avec le relâchement moyen des ligaments.

Au coude, l'angle de 110° que nous avons indiqué comme relâchant les ligaments, la synoviale et les parties molles, se rapproche beaucoup de celui qui est désigné comme attitude naturelle par M. Courty. C'est aussi la demi-excursion des leviers entre la flexion et l'extension.

L'articulation devant suffire aux mouvements extrêmes, il est à penser qu'en se plaçant au seul point de vue du relâchement des parties molles, celles qui n'ont qu'un rôle passif doivent avoir un état moyen de relâchement sur le milieu de l'excursion des leviers. Les parties molles servant de moyens d'union aux leviers osseux, il est à penser que les surfaces osseuses seront moins pressées à ce moment que dans les attitudes extrêmes. L'expérience a sur ce point confirmé pleinement le raisonnement.

Au point de vue clinique, on peut soutenir l'utilité de l'extension, pour le genou et pour la hanche, dans le traitement des maladies articulaires ; mais au point de vue anatomique et physiologique, la position moyenne de la hanche et du genou n'est pas l'extension, mais bien un certain degré de flexion. L'extension de la cuisse sur la hanche et du genou sur la cuisse développe bien vite un certain degré de fatigue : il suffit de se maintenir debout, en tenant les deux membres inférieurs dans l'extension forcée, pour voir combien cette attitude est gênante.

Quand l'homme se maintient dans la station debout, tout le poids du corps se porte sur l'un de ses membres inférieurs, et celui-ci se place dans l'extension ; il fournit dans cette attitude, qui assure autant que possible son immobilité, un point d'appui solide et résistant aux muscles qui fixent le bassin et la partie supérieure du tronc. Le centre de gravité du corps passe en ce moment par l'articulation coxo-fémorale et par le pied du côté étendu ; pendant ce temps, l'autre membre inférieur est au repos, il se fléchit légèrement sur le bassin et se porte dans l'abduction, le genou se fléchit sur la jambe et le pied appuie à peine sur le sol ; le membre inférieur qui est dans l'extension se fatigue assez vite de cette attitude, et nous ne tardons pas à alterner entre nos deux membres inférieurs les attitudes de repos et de travail ; dans la station debout, nous fléchissons et étendons alternativement tantôt l'un, tantôt l'autre de nos membres inférieurs. Les peintres et les sculpteurs, fidèles observateurs de la nature, n'ont pas manqué de nous représenter dans leurs tableaux ou dans leurs statues les personnages qui sont dans la station debout et au repos, dans l'attitude que je viens de décrire. Messiat et Léonard de Vinci ont tous les deux insisté sur ce point de mécanique animale.

Pour l'homme, dit Milne Edwards, la pose sur un seul membre est non-seulement possible, elle doit être considérée comme l'attitude naturelle de la station, et dans la marche elle est réalisée par l'un et l'autre membre alternativement, mais pendant peu de temps.

M. Courty explique les effets des attitudes naturelles sur le repos des articulations, par l'habitude prise depuis longtemps par les jointures d'affecter pour l'usage du corps certaines positions.

« L'articulation se façonne par un long usage à cette attitude, et cette position, dit-il, finit par devenir la seule dans laquelle elle n'éprouve aucune fatigue. » On peut objecter au rôle que M. Courty veut faire jouer aux attitudes naturelles, que ce qui façonne les articulations ce n'est point le repos dans une attitude, mais l'étendue et la direction des mouvements ; l'articulation est avant tout un organe de mouvement.

L'attitude naturelle, en lui donnant la signification d'habituelle, est aussi difficile à désigner par une position unique au membre supérieur qu'au membre inférieur.

Les membres supérieurs oscillent pendant la locomotion, et ce mouvement d'oscillation est très-utile pour la propulsion en avant et pour le maintien de l'équilibre. Ce mouvement pendulaire d'oscillation est comparable au mouvement des membres supérieurs des animaux dans la locomotion, avec cette différence que cette oscillation ne sert que d'impulsion. Le membre supérieur sert en outre à la préhension des aliments; une fois l'aliment saisi, le membre supérieur le porte à la bouche. Ces mouvements exigent des efforts alternatifs d'extension et d'abduction, de flexion et d'adduction. — Il est difficile d'admettre, avec M. Courty, que l'attitude fléchie du bras soit plus naturelle que les autres, elle est comprise entre les limites extrêmes du mouvement de l'articulation, et c'est pour cela qu'elle correspond avec la position moyenne de la synoviale et des ligaments.

Quant aux membres inférieurs, l'attitude de l'extension est nécessaire pour maintenir le poids du corps, mais ce n'est point là l'attitude du repos. Nous avons vu que, dans la station debout, le membre qui se repose, celui qui ne supporte pas le poids du corps, se place dans la flexion et dans l'abduction. L'extension n'est donc pas la seule attitude de la station, puisque nous avons l'habitude de porter dans cette attitude l'un de nos membres dans la flexion et l'autre dans l'extension. L'homme ne doit donc être considéré dans l'attitude naturelle de la station que quand l'un de ses membres inférieurs est dans l'extension, et que l'autre est dans un degré moyen de flexion et d'abduction.

Les attitudes naturelles sont multiples pour un même animal. Il y a l'attitude de la station debout, de la marche, de la course, de la station assise, du décubitus, et dans chacune de ces positions chaque animal présente des attitudes diverses qui tiennent aux conditions de son équilibre, en même temps qu'à la nécessité où il se trouve d'augmenter la solidité de son squelette en immobilisant les leviers brisés qui le composent, ou le besoin de mettre au repos les articulations en partageant d'une façon aussi

Pl. 9.

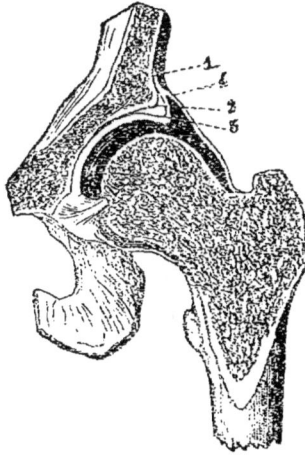

1
4
2
5

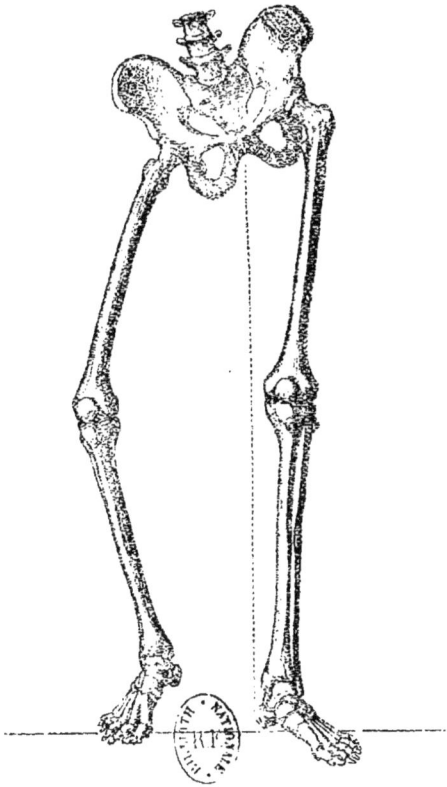

Impr. DEJEY & Cie

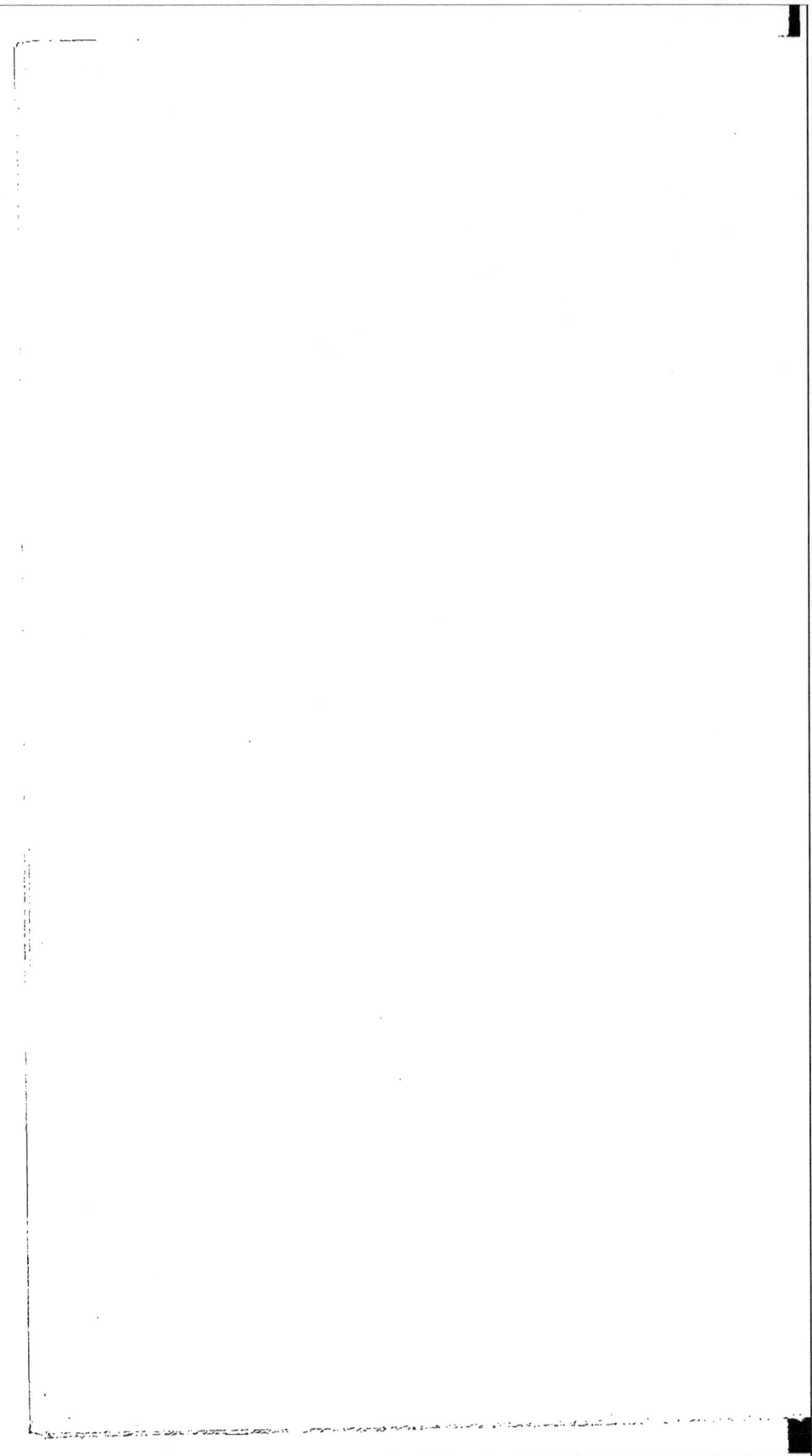

égale que possible la pression et la tension des ligaments sur tout le pourtour de l'articulation.

Les surfaces articulaires, les ligaments et les parties molles péri-articulaires subissent forcément et fatalement l'influence du système musculaire.

« Pour mouvoir quelque partie, disait Winslow, ou pour la tenir dans une situation déterminée, tous les muscles qui peuvent mouvoir y coopèrent. Quelques-uns conduisent directement ce mouvement à une situation ou à une attitude déterminée, d'autres le modèrent en le contre-balançant à l'opposite, et il y en a qui le dirigent latéralement. J'appelle les premiers de ces muscles, principaux moteurs, les autres modérateurs, et les derniers, directeurs des mouvements déterminés. » Sollicités par l'ensemble de ces groupes musculaires, les leviers osseux exécutent une série de mouvements dans lesquels les efforts musculaires laissent pour ainsi dire leur empreinte sur les surfaces articulaires.

Les leviers osseux se meuvent dans les limites du raccourcissement et de l'allongement des muscles, jusqu'à la limite du raccourcissement de l'un des groupes musculaires dans un sens, et dans le sens opposé jusqu'à la limite de l'élongation du muscle.

Les mouvements des leviers déterminent et façonnent les surfaces articulaires. Il est facile, dit Marey[1], d'après les mouvements dont chaque articulation est le siége, de prévoir la forme que ces surfaces devront avoir. Aux mouvements les plus étendus correspondront les surfaces dont la courbure comptera le plus grand nombre de degrés. Les mouvements bornés, au contraire, n'engendreront que des surfaces dont la courbure correspondra à un axe de quelques degrés seulement ; comme conséquence nécessaire, le rayon de courbure des surfaces articulaires sera très-court si les mouvements sont très-étendus, il sera très-long si les mouvements sont bornés. On peut voir dans la série animale les articulations homologues se modifier suivant les mouvements qu'elles sont appelées à produire.

---

[1] Marey : *La machine animale. Locomotion terrestre et aérienne.* Paris, 1873.

Une même articulation, dit Marey, présente des mouvements de nature très-différents et qui doivent entraîner dans les surfaces articulaires des différences non moins grandes. La tête de l'humérus est sphérique chez l'homme, qui peut exécuter des mouvements d'étendue égale dans tous les sens. La tête de l'humérus est aplatie chez les singes, qui s'appuient pendant la marche sur leurs membres antérieurs. Le diamètre antéro-postérieur de la tête se rétrécit dans le sens des mouvements les plus étendus; on constate la même disposition chez les carnassiers. — Chez les oiseaux, la tête de l'humérus est elliptique, présentant son plus petit diamètre de dedans en dehors, le plus grand de haut en bas. En résumé, dit M. Marey, tout dans la forme du système osseux porte la trace de quelque influence étrangère, et particulièrement de la fonction des muscles. Il n'est pour ainsi dire pas une seule dépression ni une seule saillie du squelette dont on ne puisse trouver la cause dans une force extérieure qui a agi sur la matière osseuse, soit pour l'enfoncer, soit pour la tirer au dehors. L'os subit, comme une cire molle, toutes les déformations que les forces extérieures tendent à lui imprimer, et, malgré sa dureté excessive, il résiste moins que des tissus plus souples aux efforts qui tendent à changer sa forme.

Chez l'homme, l'absence de certains mouvements fait subir des déformations aux surfaces articulaires. Les cavités articulaires disparaissent après les luxations; les articulations qui ne se meuvent pas s'ankylosent. Dans certaines paralysies musculaires, les surfaces articulaires sont profondément modifiées. De même que l'étendue et la direction des mouvements façonnent les os qui doivent se mouvoir l'un sur l'autre, de même l'étendue des mouvements a la plus grande influence sur l'appareil ligamenteux et la synoviale. L'exercice peut modifier la longueur du ligament et des tissus péri-articulaires qui limitent les mouvements. On sait combien les acrobates peuvent étendre les limites des mouvements normaux de leurs articulations.

L'exercice peut modifier considérablement les limites des mouvements. Sur un sujet dont l'articulation du genou était ankylosée sous un angle de 110°, j'ai pu constater des modifications considérables dans les limites des mouvements du pied ; la nécessité de maintenir le pied sans cesse dans l'extension, pour racheter la différence de niveau entre les deux membres inférieurs, avait rendu les mouvements de flexion dorsale très-limités. Ce sujet ne pouvait fléchir son articulation dans ce sens que sous un angle de 85°, au lieu de 60°, tandis que l'extension ou flexion plantaire pouvait être portée jusqu'à 130°, au lieu de 120°, qui est l'extension ordinaire.

Les enfants ont naturellement plus d'étendue dans les mouvements, et c'est à cet âge que l'exercice peut faire céder l'appareil ligamenteux et les tissus péri-articulaires.

Les ligaments rétractés peuvent céder aux mouvements forcés qui tendent à les faire entrer en jeu; de là les nombreux appareils de mouvements, utiles pour faire disparaître les raideurs et étendre les mouvements de certaines articulations.

Il résulte, de ces quelques réflexions, que c'est le mouvement qui a la plus grande influence sur l'état des tissus péri-articulaires et sur les surfaces osseuses elles-mêmes; et si le mouvement est la cause première des formes articulaires, nul doute que la position moyenne de relâchement et de repos ne coïncide forcément avec l'attitude qui correspond au milieu de l'excursion des leviers osseux. Il y a harmonie entre l'appareil ligamenteux et l'étendue des mouvements à produire; le point où les parties molles sont relâchées correspond au milieu du mouvement.

Nous rechercherons plus tard, au point de vue pathologique et thérapeutique, l'utilité ou le danger de telle ou telle attitude. Nous ferons cette étude dans la seconde partie de notre travail.

EXPLICATION DE LA PLANCHE II.

FIG. 1.

Le point noir marqué sur la Courbe correspond à la position de Bonnet; ce point occupe toujours le niveau le plus bas.

Les abscisses indiquent les angles et les ordonnées, les variations de pression dans les différents mouvements, d'après les chiffres relevés sur le manomètre.

N° 1. Articulation du pied. *a* correspond à la flexion dorsale, *b* à la flexion plantaire.
— 2. Articulation du coude. *c* correspond à l'extension, *d* à la flexion.
— 3. Articulation du genou. *e* indique l'extension, *f* la flexion.
— 4 et 5. Articulation de la main. *g* indique la flexion palmaire, *h* la flexion dorsale, *i* l'adduction, *k* l'abduction.
— 6. Articulation de l'épaule. Le bras se dirige en avant vers *p*, en arrière vers *s*.
— 7. Articulation de la hanche. La flexion se dirige vers *t*; l'extension vers *u*.
— 8. L'adduction se dirige vers *y*, l'abduction vers *z*. Ces deux mouvements se font en dedans et en dehors de la position de Bonnet.

FIG. 2.

AO Indique la direction du segment, qui est maintenu immobile dans un plan horizontal; OB indique la direction de l'autre segment articulaire, qui se meut autour de O comme charnière.
m n correspond à la base du rapporteur; *o* indique son axe; F la flèche mobile à laquelle est suspendu un fil-à-plomb *q*.

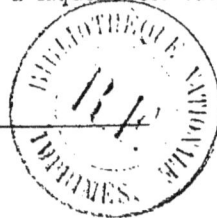

www.ingramcontent.com/pod-product-compliance
Lightning Source LLC
Chambersburg PA
CBHW050554210326
41521CB00008B/962